MISÈRES

NERVEUSES

DU MÊME AUTEUR

Essai sur la pathogénie des oreillons, thèse de Paris, 1877 (épuisée).

La propreté de l'individu et de la maison, 5e édition (couronné par la Société française d'hygiène, adopté par le Ministère de l'Instruction publique (1882); traduit en allemand, italien, espagnol, suédois, turc, arménien, arabe, serbe et polonais).

La crémation, brochure in-18, précédée d'une lettre du Dr de Pietra Santa.

Traitement du diabète, in-8c de 90 pages, couronné par la Société de médecine d'Anvers.

Propos du Docteur, médecine sociale, in-8º de 324 pages, 2e édition, 1885.

Les odeurs du corps humain (un nouveau chapitre de sémiologie), couronné par la Société de médecine pratique, in-16 de 124 pages, 2º édition, 1886 (traductions italienne et anglaise).

Les fièvres en Sologne, brochure de la Société française d'hygiène, précédée d'une lettre du Dr Burdel (de Vierzon), 1887.

Le jeûne et les jeûneurs, in-18 jésus de 260 pages (en collaboration avec le Dr Ph. Maréchal), 1887.

Les maladies épidémiques, hygiène et prévention, in-32 de 174 pages, de la Bibliothèque utile, 1887.

L'hygiène dans la Pologne Russe (Rapport au ministère de l'instruction publique sur la *Wystawa* de Varsovie) 1887.

L'alcoolisme, étude médico-sociale, couronnée en 1888 (préface de Dujardin-Beaumetz), in-18 de 300 pages.

L'hygiène du travail, 1 volume de 300 pages, avec préface d'Yves Guyot (J. Hetzel, éditeur, 1889).

La santé par l'exercice, préface de Ph. Daryl, 1 vol. de 200 pages, 1889.

Jean-Jacques Rousseau hygiéniste (dans le Livre d'or de Grand-Carteret, 1890).

L'hygiène de la beauté (formulaire cosmétique). Nouvelle édition, 5e mille, 1 volume diamant de 300 pages (traduction russe), 1888.

L'hygiène de l'estomac (4º mille), précédé d'une préface de THÉODORE DE BANVILLE, 1 vol. in-18 de 400 pages.

L'hygiène des sexes, prologue en vers de JEAN RICHEPIN, 1 vol. in-18 diamant de 300 pages.

Paris. — Typ. G. Chamerot, 19 rue des Saints-Pères. — 25916.

Dʀ E. MONIN

MISÈRES
NERVEUSES

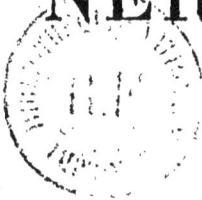

» Morbum et naturam sequi »
Celsè (*De Re med.*)

DEUXIÈME ÉDITION

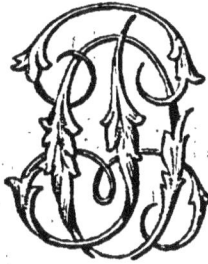

PARIS

PAUL OLLENDORFF, ÉDITEUR

28 *bis*, RUE DE RICHELIEU, 28 *bis*

—

1890

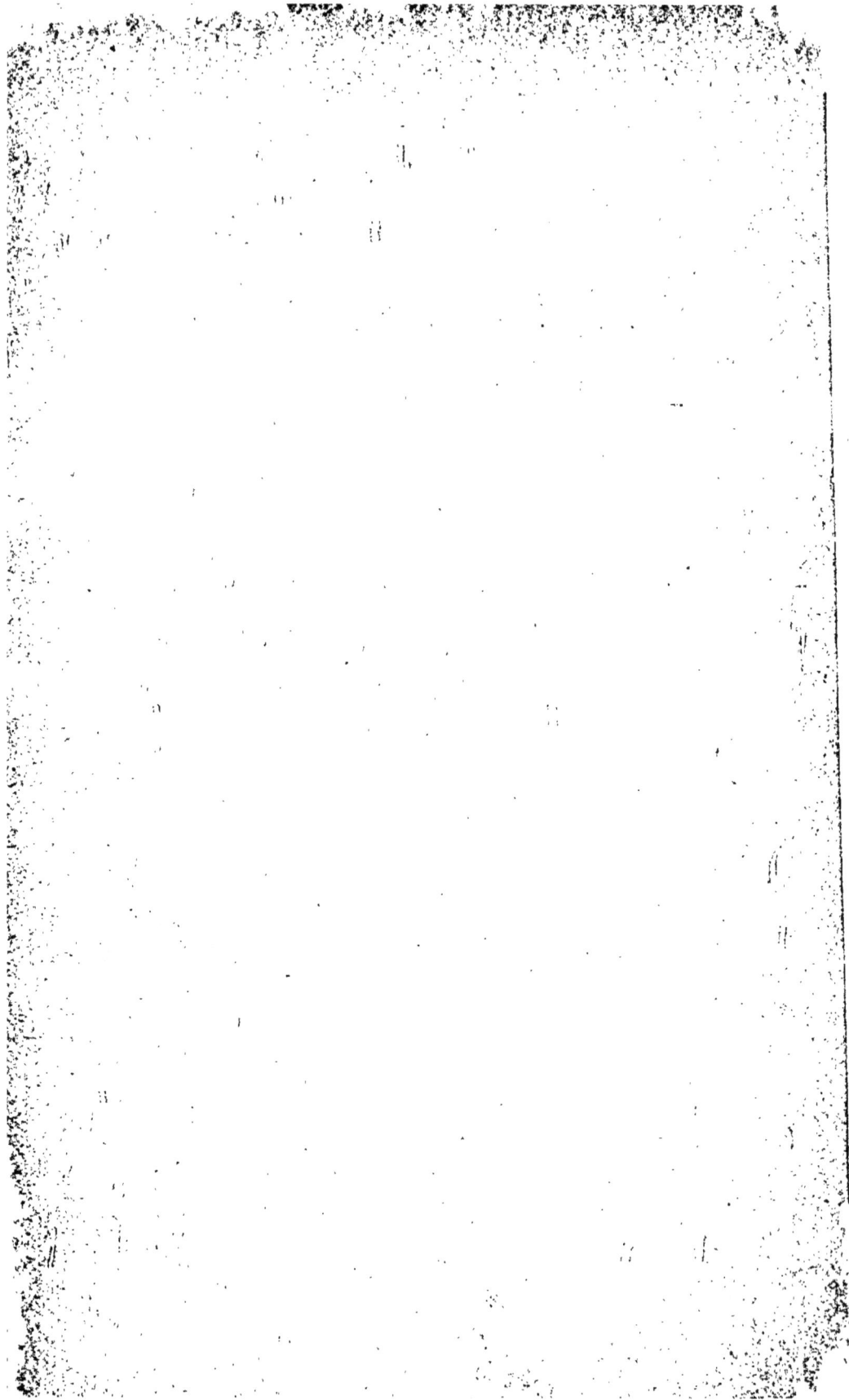

AVANT-PROPOS

Nous entreprenons de vulgariser, pour le grand public, l'exacte description des maladies du système nerveux et de la mentalité humaine. C'est, croyons-nous, la première fois qu'un livre de cette nature ne cherche point ses lecteurs exclusivement parmi les médecins... A cause des difficultés inhérentes à son sujet, l'auteur a dû (forcément, parfois) demeurer incomplet. Mais, avec la forme littéraire, il a toujours cherché l'exactitude scientifique, — parce qu'il considère comme un abus de confiance de donner une seule idée fausse à ceux qui lui font l'honneur de suivre ses écrits, et qui n'ont ni le temps ni les moyens d'en contrôler la vérité médicale.

C'est peut-être cette sincérité et ce désir d'être utile qui ont fait le succès de ses précédents ouvrages. Mais, à coup sûr, le présent livre a été, à chaque page, inspiré par ces principes fondamentaux.

Paris, le 20 février 1890.

(40, *rue du Luxembourg*.)

MISÈRES NERVEUSES

CHAPITRE PREMIER

Les progrès du nervosisme. — La vie moderne. — La politique et la folie. — Nos enfants. — L'augmentation du nombre des aliénés. — Fin de siècle et névropathie.

De toute part, les médecins et les philosophes constatent douloureusement l'accroissement des affections du système nerveux. Surmené constamment par les luttes incessantes de l'e⟨⟩ moderne, excité sans trêve par les progr⟨⟩ civilisation; harcelé par une vie à toute ⟨⟩eur, il ne saurait résister longtemps, surtout lorsqu'il s'agit de cérébraux héréditaires, victimes de cette éducation à haute pression qui exalte l'intellect au détriment des forces physiques. L'horrible *struggle for life* est donc le grand générateur du nervosisme qui envahit la pathologie contemporaine.

Le professeur Pelman, de Dusseldorf, consi-

dérant la facilité avec laquelle les troubles cérébraux et psychiques apparaissent, de nos jours,
sous l'influence accidentelle des commotions
(tremblements de terre, action de la foudre, accidents de chemins de fer, etc.), se demande, dans
un récent travail, s'il ne faut pas accuser la Révolution française et les événements qui l'ont suivie,
pour expliquer le désarroi intellectuel dont nous
voyons de si fréquents exemples. Il y a plusieurs
années déjà que, dans de remarquables leçons sur
la politique et la folie, notre regretté Legrand du
Saulle notait cette influence désastreuse des
grandes perturbations sociales sur la dépravation
et la défaillance de la fonction nerveuse. Aux
époques de guerres, étrangères ou civiles, de
krachs financiers, d'épidémies soudaines, de
crimes retentissants, on constate constamment
une recrudescence évidente dans le bilan de l'aliénation mentale.

Après le désastre de Sedan, les aliénistes signa-
lèrent à Paris de nombreux cas de folie des persécutions, de délire terrifiant, de démence mélancolique. Les Parisiens prédisposés à l'hystérie
et au nervosisme fournissent aussi, pendant toute
la durée du siège, un énorme contingent aux
asiles de fous. Les formes d'aliénation les plus
fréquentes sont alors : le refus des aliments, la

crainte d'être empoisonné, les hallucinations de la vue et de l'ouïe, le délire stupide, etc. L'illustre Pinel avait également constaté, pendant les sombres jours de la Terreur, l'extrême fréquence de la démence mélancolique à Paris. C'est toujours cette variété d'aliénation qui prédomine, aux sinistres époques de bouleversement social.

« Dans le coin de tout cerveau dort la folie ; le tout, a dit Moreau, est de ne point la réveiller ! »

Les perturbations mentales ne sont souvent que le contre-coup d'un ébranlement émotif.

Chaque année, on soigne dans les asiles de la Seine plus de dix mille aliénés, coûtant au département plus de quatre millions de francs, soit un tiers de son budget total ! Le tempérament nerveux, qui affaiblit notre race et la prédispose à la folie, devient tous les jours plus commun ; en France, le *muscle se meurt*, comme il se meurt chez toutes les nations dites civilisées. Les difficultés sans cesse croissantes de la lutte vitale, les énormes dépenses d'activité imposée par cette lutte, l'extension désordonnée des affaires, l'agitation fébrile de la cupidité et de l'ambition, le dérèglement effrayant des passions humaines, les progrès continus de l'alcoolisme et de la syphilis : telles sont les principales causes qui, en surexcitant le fonctionnement cérébral et en déviant la physiologie des centres nerveux, provoquent l'explosion inévitable de la folie.

Il faut aussi chercher des causes à cet ordre de choses dans le système vicieux d'éducation et d'instruction, qui, en stimulant d'une façon extrême le cerveau des enfants, détraque le mouvement nutritif de ce petit être, en même temps qu'il enraye son développement musculaire gêné déjà par la déplorable hygiène physique et morale des écoles. Il y a corrélation évidente entre cette perversion, que l'éducation inflige aux facultés intellectuelles et à l'évolution physique, et le développement postérieur du nervosisme et de l'aliénation mentale; la perversion psychique et corporelle devient ainsi le chaînon intermédiaire entre la raison et la folie [1].

Il y a enfin des races plus prédisposées à la névrose que ne le sont nos races latines malgré leur prétendu épuisement; et cela, en vertu des conditions particulières de leur développement historique. Tout le monde comprend que nous voulons parler des Américains et des Russes [2].

Un éminent statisticien, M. Legoyt, a démontré, pour la France, que *la folie s'accroît partout, et*

1. Voir le chapitre XX : la Folie chez les enfants.
2. Avant leur émancipation, les nègres avaient le système nerveux fort peu excitable : aujourd'hui la folie et le nervosisme sont extrêmement fréquents chez le nègre libre (Bryce).

plus rapidement que la population : l'accroissement des admis dans les asiles aurait atteint l'énorme proportion de 55 pour 100, de 1871 à 1880 !

Ne nous hâtons pas d'accepter à la lettre ces données alarmantes. La statistique (qu'on a parfois nommée la plus révolutionnaire des sciences) est toujours cette bonne fille que vous connaissez, se donnant au premier venu. M. Legoyt ne nous fait pas toucher du doigt les conséquences de l'importance croissante du budget des asiles, et des services d'aliénés en général. Cette importance croissante permet d'enfermer aujourd'hui un grand nombre de fous qui, il y a dix ans seulement, auraient été laissés forcément dans leurs foyers, échappant ainsi à la statistique.

Si l'on examine superficiellement les chiffres des recensements depuis 1835, époque à laquelle la statistique a été régulièrement faite, on trouve que le nombre des aliénés aurait « plus que quintuplé en quarante ans ». Cela est trop grave pour être vrai.

Ainsi, en 1876, on trouve un aliéné sur quatre cent quarante-quatre habitants ! Heureusement, ces chiffres ne sont pas exacts. La statistique ne saurait s'appliquer qu'au recensement des asiles. Tout recensement fait à domicile, par d'autres

personnes que des médecins, est entaché de
fausseté. On conserve dans leurs domiciles, ordinairement, les imbéciles, les idiots et les crétins;
mais, forcément, nécessairement, on interne la
plupart des aliénés proprement dits.

L'augmentation de la proportion des aliénés
internés est, toutefois, un fait réel et très tangible, — quoiqu'elle soit encore moins élevée
en France que dans la plupart des pays voisins,
notamment en Belgique, en Angleterre et en
Écosse. Une des causes principales de cet aug-
ment progressif de la population des asiles, c'est
l'excédent annuel du chiffre des admissions sur
celui des extinctions. Autrement dit, il entre plus
d'aliénés dans les asiles, qu'il n'en sort par décès
ou par guérison. Cela tient, d'une part, à ce que
la science mentale est mieux connue, et que les
aliénés sont mieux soignés; d'autre part, ne
reçoit-on pas couramment, aujourd'hui, dans les
asiles, des individus fatalement incurables : idiots,
déments séniles, paralysés, etc. ? Si l'on déduit
des statistiques cette catégorie de malades, on
trouve que la folie guérit dans la consolante
proportion de 40 p. 100. Et l'on augmenterait
certainement encore le chiffre des guérisons, si
l'on n'attendait pas (par suite d'une temporisation
absurde, familière à notre humaine nature) que

la maladie soit absolument incurable, pour se décider à confier le malade aux soins éclairés d'un bon médecin.

En somme, le chiffre des aliénés reste sensiblement le même et n'augmente pas, comme le disent volontiers et à tout propos les journaux. Il est évident que les accès de délire des grandeurs, les idées de persécutions, les phases délirantes de la paralysie générale éclatent, à tout instant, dans les grandes villes, répercutés par les fracas d'une presse puissante, inévitablement poussée aux exagérations... Mais tout cela prouverait-il que le chiffre des aliénés soit plus élevé aujourd'hui qu'au siècle dernier, par exemple? — Non; et si nous considérons, avec Lunier, que le chiffre des idiots et des crétins s'abaisse dans les plus larges proportions, nous serons, alors, portés à émettre, comme lui, des conclusions optimistes. En effet, toutes les affections qui atteignent la fonction mentale ou les divers organes du système nerveux, ont, entre elles, d'incontestables liens de parenté.

Le docteur Féré a bien démontré cette loi dans son ouvrage sur « la famille névropathique ». L'hérédité des passions, des habitudes et des prédispositions morales est des plus certaines; et tous les aliénistes reconnaissent également que la folie est éminemment héréditaire et transmissible, soit dans sa forme, soit dans ses transformations en états de monomanie, mélancolie, excentricité, imbécillité, idiotie, etc.

En multipliant les asiles et en donnant de bonne heure à l'aberration mentale les traitements si délicats qu'elle comporte, on fermera l'une des plus grandes portes (d'aucuns disent : *la seule*) conduisant à la folie : *l'hérédité*.

Mais, s'il n'est pas démontré que la folie proprement dite soit en augmentation tangible, il n'est que trop prouvé que le nervosisme augmente sans cesse. Le muscle s'en va; le système nerveux crie comme s'il implorait un sang plus généreux. Est-ce aux guerres de l'Empire, qui ont tué ce qu'il y avait de meilleur en France, ne laissant pour faire souche que les débiles; est-ce à la doctrine médicale de Broussais, dépeuplant de leurs sangsues tous les marais hongrois, — qu'est dû cet incontestable état d'anémie qui règne sur les générations présentes? On ne saurait le préciser. Quoi qu'il en soit, l'anémie sert le plus souvent de prétexte et de support à la névropathie régnante. Le cerveau, insuffisamment irrigué par le sang, s'excite et se déprime tour à tour. Dans ces cas d'anémie cérébrale, on constate une grande apathie physique et morale,

des vertiges, une exagération de la sensibilité, un
état convulsif qui rappelle, en miniature, celui
de l'hystérie; enfin une sorte de mélange de débilité et d'excitation anormale, que les Anglais
ont heureusement désigné sous le nom de *faiblesse irritable.*

CHAPITRE II

Du vertige. — Sa définition, ses variétés, ses causes. — Le
tourniquet. — Estomac et diathèses. — Le traitement des
vertigineux.

Vertige vient du latin *vertere*, tourner. Le sujet
en proie au vertige croit voir, en effet, tourner
les objets ambiants; parfois même, atteint d'une
berlue complète de l'équilibre, il perd le sens
musculaire, fixateur du centre de gravité; il se
sent lui-même entraîné dans un mouvement
marqué de rotation, flageole, chancelle et tombe.
Ces phénomènes sont, ordinairement, précédés
de pesanteur de tête et de frissonnements qui
vont parfois jusqu'à la rétraction générale du
tégument externe; puis la peau devient moite, la
vue obscurcie, la jambe défaillante. Le vertige
rend l'individu indifférent à tout ce qui se passe
autour de lui : il lui semble qu'il perd connais-

sance, parce qu'il éprouve la sensation illusoire du vide et de l'instabilité. Mais, en analysant plus profondément les symptômes, on reconnaît que, sauf le cas de vertige épileptique, le malade ne perd jamais réellement conscience de ce qui lui arrive.

Le vertige semble exiger, pour sa production, une certaine prédisposition du système nerveux, et surtout des yeux. Certaines personnes ne peuvent voir valser ou voir tourner des chevaux de bois sans être saisies d'un état vertigineux plus ou moins prononcé, qui entre, évidemment, dans l'organisme par le globe oculaire. Toutefois, certaines hystériques et les migraineux arthritiques sont pris de vertige pendant la nuit, dans leur lit, leurs yeux étant clos. La peur, une course rapide, la vue du vide du haut d'un édifice ou d'un balcon, le voyage en bateau, en chemin de fer ou dans une voiture mal suspendue, le redressement brusque du corps longtemps baissé, etc., sont des causes communes du vertige, chez les sujets prédisposés.

Si, comme l'a prouvé Abadie, le vertige provient souvent de troubles dans le jeu musculaire de l'œil, il peut reconnaître aussi une origine auriculaire, notamment dans cet état bizarre connu sous le nom de *maladie de Ménière*. Parfois, chez un adulte bien portant, mais le plus

souvent à la suite de coups, de chute sur la tête
ou d'insolation, surviennent des tintements et
bourdonnements d'oreilles, bientôt suivis d'étour-
dissement, de trouble prononcé de l'équilibration,
et souvent d'une syncope partielle. Les attaques
de « vertige de Ménière » sont suivies d'une sur
dité de plus en plus complète, ordinairement au-
dessus des ressources de l'art; on attribue la
maladie à une augmentation soudaine de la
pression liquide dans les diverses portions anatomiques de l'oreille interne. Le docteur Joal a
également décrit un vertige *nasal*, dû à des
odeurs ou vapeurs irritantes et survenant à l'occasion de lésions légères des fosses nasales, les
polypes muqueux principalement : cette forme
morbide serait assez fréquente.

Le vertige est un symptôme presque insépa-
rable des affections cérébrales : congestions, ra-
mollissements, tumeurs du cerveau. C'est à l'anémie de cet organe qu'il faut également rattacher
les vertiges des convalescents, des chlorotiques,
des femmes épuisées par d'abondantes hémorragies. Le docteur Gerlier, de Ferney-Voltaire, a
décrit dernièrement une épidémie de vertige
estival *paralysant*, désigné par les paysans
suisses sous le nom de *tourniquet*. On a voulu
rattacher cette maladie à une cause miasmatique

venant des étables; mais il est plus probable qu'elle reconnaisse une origine tellurique, analogue à celle qui produit les fièvres de marais.

La variété de vertige que le médecin rencontre le plus souvent dans sa clientèle journalière est celle qui vient de l'estomac. Trousseau reconnaissait deux formes distinctes du vertige stomacal; le vertige par abstinence, *ab inedia*, et par intempérance, *a crapula*. Quelle que soit son origine réelle, le vertige stomacal s'accompagne toujours de mauvaises digestions, gaz abondants, constipation, crampes d'estomac, et d'une hypocondrie caractéristique. On ne saurait croire combien l'état gastrique retentit profondément sur le cerveau et sur sa principale fonction, l'idéation! Dans le cas de vertige stomacal, le praticien devra toujours songer aux vers intestinaux, et notamment au tænia, si fréquent dans les villes, où l'habitude hygiénique de bien cuire la viande est de moins en moins répandue[1].

La goutte, le diabète, le rhumatisme, donnent souvent lieu aux vertiges, probablement par suite d'une localisation superficielle de ces états morbides sur les centres nerveux. Les excès vénériens et intellectuels agissent également à la

---

1. Voir notre *Hygiène de l'estomac.*

faveur d'une congestion cérébrale passagère probable. La commotion cérébrale explique aussi les vertiges des voyageurs qui viennent d'échapper à un déraillement, à un incendie, à un tremblement de terre ; nous connaissons des Niçois qui ont continué à ressentir, plusieurs semaines après le séisme de 1887, des oscillations sous leurs pieds et cette sorte d'effondrement balancé qu'éprouvent les marins débarqués, à la suite d'une longue traversée.

Il existe une variété de vertige qu'on peut appeler *toxique*. C'est celui qui se produit chez les cuisiniers exposés aux vapeurs de charbon, chez les alcooliques, les absinthés, les cavistes ; chez les ouvriers qu'asphyxie l'air confiné des ateliers ; chez les individus qui abusent du thé, du café, de la quinine : le docteur Decaisne a décrit le vertige des fumeurs, fréquent surtout chez ceux qui fument à jeun ; il en a rapporté soixante-trois observations ! L'action toxique de la nicotine, qui contracte le cœur et les vaisseaux, explique fort bien la production de cet état vertigineux spécial aux fumeurs. Tous les médecins devront donc avoir présent à l'esprit ce point important de pratique, qui leur permettra de guérir le mal par la simple suppression de sa cause.

Nous n'insisterons point sur le vertige épileptique, que nous étudierons bientôt ici en traitant de l'épilepsie. Qu'il suffise à nos lecteurs de savoir que l'attaque de haut mal est souvent précédée d'une aura vertigineuse ou rotatoire, c'est-à-dire d'une sorte de vapeur qui s'élance du corps vers la tête et donne au sujet la sensation d'un tournoiement dont il n'a ni conscience ni souvenir comme pour les autres variétés de vertiges. C'est à l'épilepsie qu'il faut rapporter, hélas! fréquemment, les distractions étranges, les absences et les terreurs subites qui assiègent l'enfance, etc.

Terminons par quelques généralités sur le traitement des vertiges. Le raisonnement et surtout l'assuétude obligée, en un mot, la *nécessité*, éloignent les vertiges du marin, du couvreur, de l'acrobate, etc., habitués à leur profession. On peut souvent, d'ailleurs, modifier, par l'hydrothérapie et les agents physiques, l'état d'excitabilité névropathique propre à certains sujets. Il faut toujours chercher la cause intime du vertige, afin de la supprimer, si faire se peut. Le vertige d'origine congestive se guérit par la saignée, les révulsifs, les purgations. Lié au diabète et à la goutte, il s'atténue et disparaît par le traitement approprié à ces états morbides. De cause anémique, il se combat par les toniques, les ferrugineux et la position couchée, qui fait affluer le sang au cerveau anémié. Le vertige de Ménière se traite par le sulfate de quinine à l'intérieur, qui a donné, entre les mains de Charcot, les plus heureux résultats. Quant au vertige stomacal, son traitement a été formulé ainsi par Trousseau : le matin, à jeun, une tasse de quassia, puis un bouillon ; aux repas, couper le vin avec une eau alcaline digestive ; avant chaque repas, prendre quatre gouttes amères de Baumé dans un peu d'eau ; en se couchant, un paquet de poudre, composé de craie préparée, magnésie calcinée et bicarbonate de soude, un gramme de chaque.

C'est surtout dans l'état vertigineux que le malade, ordinairement très effrayé et très triste, a besoin d'être rassuré et consolé par son médecin. « Si la médecine est l'art de guérir les malades, elle est aussi un peu celui de les plaindre, » a fort bien dit Max Simon. Le cœur joue, en effet, dans l'exercice de notre profession, un rôle égal à celui de l'intelligence. Les souffrances morales du malade en proie au vertige comportent, d'ailleurs, d'autant mieux la consolation, que le symptôme en question est d'ordinaire, en somme, plus effrayant que grave.

CHAPITRE III

Épilepsie veut dire, en grec, « ce qui saisit
tout à coup ». De tout temps, ce mal étrange eut
le don d'émouvoir et d'intriguer les hommes. La
preuve en est dans ces appellations caractéristiques de *haut mal, mal caduc, mal herculéen,
morbus sacer* et *divinus* (parce que l'on croyait à
une *possession*), *morbus comitialis* (les Romains
interrompaient leurs comices, si quelqu'un tom-
bait d'épilepsie), dans tous ces synonymes, et
beaucoup d'autres qui furent donnés à une névrose convulsive intermittente, connue dès la plus
haute antiquité, mais magistralement décrite,

pour la première fois, par J. Fernel, médecin de
Catherine de Médicis.

L'accès est précédé d'un avertissement, four-
millement, souffle, vent (*aura*), qui part, ordinairement, d'une main pour s'élever vers la tête. Il
est très probable que, si l'on pouvait arrêter cette
sorte de névralgie prémonitoire, avant qu'elle
ait gagné le cerveau, on supprimerait ainsi l'attaque à son début.

Cri, pâleur, chute foudroyante, avec perte soudaine de connaissance et insensibilité parfaite :
voilà les caractères de l'accès épileptique. Puis,
survient un état de rigidité musculaire prononc-
cée; la face, de livide, est devenue violacée, la
bouche est tordue et écumante, les yeux tournés
et fixes, la respiration suspendue. A cette période,
dite *tonique*, succède bientôt une agitation musculaire saccadée et comme électrique; la physionomie grimace et se contorsionne, les dents grin-
cent, le pouce est fléchi dans la main. L'accès se
termine par une incontinence des excrétions et
par un impérieux sommeil qui tient du *coma*,
avec respiration stertoreuse et bruyante. Puis,
nous assistons à un réveil stupide, sans aucun
souvenir de l'attaque; celle-ci a duré, au total,
de cinq à vingt minutes et n'a laissé que l'impression d'une lassitude profonde.

Les attaques sont d'une fréquence très variable : tantôt une ou deux par an ; tantôt des centaines en vingt-quatre heures.

A côté du *haut mal,* que nous venons de décrire, on décrit le *petit mal.* Il consiste en étourdissements, absences, vertiges, sortes d'entr'actes dans la vie cérébrale. Le sujet interrompt, brusquement, ce qu'il faisait ; il pousse, inconsciemment, un cri subit ; il tient, sans aucun motif, dans un salon, des propos insolites ou obscènes. La presse a souvent, dans ces dernières années, eu l'occasion de citer de ces exemples d'éclipses subites de l'intelligence et de la volonté, notamment à propos du cas d'automatisme ambulatoire de la Salpêtrière, qui a fait tant de bruit l'année dernière.

A ce propos, Charcot a, croyons-nous, omis de rappeler qu'Hippocrate avait déjà observé ces épilepsies *procursives ;* le vieillard de Cos parle de ces malades étranges qui font, hors de leur domicile, des fugues dont ils ne conservent aucun souvenir. Legrand du Saulle a observé un épileptique qui, un beau jour, au Havre, s'embarqua sur un navire en partance pour l'Inde, et ne reprit qu'à Bombay l'usage de ses facultés intellectuelles. On trouve, çà et là, dans les archives de l'aliénation mentale, des observations analogues.

L'impulsion maladive à la marche se rencontre, paraît-il, aussi, fréquemment chez les militaires; le docteur Duponchel, du Val-de-Grâce, qui a étudié de près les *faux déserteurs,* affirme que ces malheureux sont maîtrisés par un impérieux désir les déterminant à quitter la caserne et à marcher droit devant eux, contre toute raison, nouveaux Juifs-Errants, sans répit, sans but et sans trêve.

Les sujets qui sont la proie de ce fatalisme impulsif sont habituellement des dégénérés, des héréditaires, des épileptiques. Tissié, de Bordeaux, trouvait, il y a quelques années, pour ces automates ambulants, la dénomination ingénieuse de *captivés.* La notion du *moi* a fait place, en effet, chez ces malades, à une inconscience brutale. Le sentiment de la personnalité, entièrement fondé sur la mémoire, se trouve, chez eux, altéré, à des degrés plus ou moins prononcés. Quant à la conclusion pratique, on conviendra que la loi ne saurait frapper comme responsables des sujets qui ne sont eux-mêmes que les tristes victimes de leur maladie mentale, les pâles jouets de la folie! Les *déambulants* ne sont, en somme, que des types de malades sujets à des *absences.* Ils ne sont pas plus extraordinaires, dans leur désordre psychique, que cet ecclésiastique dont parle Cal-

meil, qui encensait son évêque en lui faisant
d'horribles grimaces et en proférant à la fois des
paroles obscènes, dont il n'avait aucune conscience; ou bien que ce magistrat, supérieure-
ment intelligent, dont Trousseau rapporte ainsi
l'histoire : « Un jour, au milieu d'une audience
de la cour de Paris, il se lève tout d'un coup, mar-
motte quelques mots inintelligibles, et se met à
uriner gravement sur la table du conseil. Puis, il
continue à diriger les débats avec une lucidité
calme, sans se douter aucunement de ce qu'il ve-
nait de faire. » Ce magistrat, naturellement, était
un dégénéré, un héréditaire, un *descendant d'a-
liénés.*

On peut trouver, dans la science médico-psychologique, un grand nombre d'exemples analogues
de troubles mentaux qui tiennent de l'automatisme et presque du somnambulisme (voleuses des
magasins, exhibitionnistes, etc.) : ce sont là des
formes *larvées*, et souvent méconnues, de l'épilepsie. Dans un wagon de première classe de
l'Ouest, au grand complet, un homme d'une quarantaine d'années se lève tout à coup, vide ses
poches, dépose sa montre dans son chapeau, jette
ses lunettes par la portière, urine sur les genoux
d'une petite fille de huit ans, puis se rassied, sans
avoir l'air de rien comprendre à l'indignation,

aux menaces et même aux violences des voyageurs. Voilà une observation typique du petit
mal ou *absence* épileptique. L'acte délictueux,
dans ce cas, est toujours instantané, bizarre, dé-
cousu, sans motif. C'est un cuisinier qui plonge
un grand couteau dans le ventre d'un passant, et
continue tranquillement son chemin. C'est un
cocher qui crève les yeux de ses camarades dans
un accès de rage aveugle et injustifiable. Ce sont
ces homicides et ces incendiaires maniaques dont
les faits-divers nous rapportent tous les jours les
plus tristes exemples. Ce sont, enfin, ces ménages
de martyrs, que le divorce vient aujourd'hui délivrer, de temps à autre, et dont les tribunaux
nous racontent les insanités extraordinaires de la
vie quotidienne, lorsqu'un des conjoints se trouve
affligé du mal épileptique et fait subir à l'autre
des sévices et injures graves.

La personnalité morale est toujours, en effet,
au bas mot, suspecte chez l'épileptique, qui est
plus ou moins un candidat à la folie. Entêté, ori-
ginal, égoïste, excentrique, orgueilleux, maussade, rancunier, irritable, irascible, le sujet en
proie à l'épilepsie devient aisément haineux et
brutal ; il ne tarde pas, dès ce moment, à tomber
dans la folie, la démence, l'abrutissement, le
gâtisme. Il constitue, pour la société, un danger

trop peu connu, puisque, sur les 50 000 épileptiques au moins, que notre pays a le malheur de
posséder, 4 000 au plus sont séquestrés dans des
asiles.

Il faut bien dire, au surplus, que cette terrible
névrose n'est point incompatible avec l'intelligence la plus distinguée : pour le prouver, qu'il
nous suffise de rappeler que Jules César, saint
Paul, Mahomet, Charles V, Pétrarque, Tasse,
Swift, Newton, Richelieu, Pierre le Grand,
Molière, Gustave Flaubert, Haendel, Dosto-
jevsky, etc., furent des épileptiques avérés [1].

L'épilepsie est manifestement transmissible
par l'hérédité : l'alcoolisme et les tares nerveuses
de parents se retrouvent fréquemment parmi ses
causes. Certaines malformations céphaliques, et
notamment l'*azymétrie* faciale, semblent aussi
prédisposer à cette névrose, expression d'une excitation anormale du bulbe ou moelle allongée.
L'irritation expérimentale de cette région des
centres nerveux provoque, effectivement, des
symptômes épileptiformes (Brown-Séquard).
Schrœder van der Kolk compare l'accès épileptique à l'étincelle de la bouteille de Leyde. Une

---

[1]. Lombroso affirme même que le génie est une psychose
irritative de l'écorce cérébrale appartenant à la famille des
épilepsies.

fois la décharge effectuée, il faut le temps qu'une nouvelle accumulation se fasse : ainsi s'expliquerait l'intermittence essentielle des accès...

Les chutes sur la tête, les émotions de la grossesse, les chagrins, certaines affections de l'estomac et de l'intestin, la compression du crâne chez les enfants, la dentition pénible, les affections de l'oreille et du nez, les excès sexuels (surtout l'onanisme), ont été également incriminés. La frayeur vive chez les enfants (la vue d'un cadavre, par exemple) peut provoquer l'épilepsie, dont tous les aliénistes ont constaté l'extrême fréquence aux époques révolutionnaires, à la suite des événements de 1870-71, etc.; enfin, divers poisons nerveux (plomb, mercure, liqueur d'absinthe) sont capables de donner naissance à certaines formes morbides très analogues à la névrose dont nous parlons.

Il faut prendre garde aux effets de la contagion nerveuse par imitation. Si, dans l'un des concerts que l'on donne annuellement à la Salpêtrière, un épileptique s'avise d'avoir une crise, immédiatement d'autres ne tardent pas à le suivre. Chacun a pu le remarquer.

Il faut ne pas laisser sortir seuls ces malades et, dans leur domicile, les protéger contre le feu, où ils tombent assez souvent. Le traitement de l'attaque consiste à desserrer les vêtements, à maintenir le sujet sur un matelas, à lui placer entre les dents un mouchoir mouillé, pour qu'il ne morde pas sa langue ; à pratiquer, sur la tête et sur le cou, des lotions fraîches, etc.

En dehors de l'accès, le malade vivra habituellement dans la sobriété, soumis à un régime doux ; on lui évitera les excitants (thé, café, alcool), les émotions morales, la fatigue intellectuelle, les abus vénériens, la chaleur artificielle des réunions et des salles de spectacle. On lui conseillera la vie au grand air, l'hydrothérapie mitigée, et, comme médicaments, la valériane, la belladone, l'oxyde de zinc, le bromure de camphre, le bromure de potassium à hautes doses.

Le bromure de potassium est, suivant un mot célèbre, « le pain quotidien de l'épileptique ». Les bromures de sodium, de nickel, de zinc, d'ammoniac, etc., ne valent pas celui de potassium.

Dans ces derniers temps, l'un de nos savants confrères, le docteur Émile Goubert, a préconisé le bromure d'or en solution à la dose de 8 à 12 milligrammes dans les vingt-quatre heures, et obtenu de remarquables résultats curatifs, sans aucun des inconvénients attachés à la médication bromurée en général. Il est bon de faire connaître cette découverte, parce que l'épilepsie n'est pas une de

ces névroses où il faut mettre, suivant le mot de
Dumont de Monteux, la matière médicale et le
Codex en séquestre. Si on laisse, à leur aise,
évoluer les accès, on expose, en effet, le malade
non seulement à des périls immédiats, mais encore à une foule de complications cérébro-phy-
siques. Car l'épileptique est le candidat presque
obligé de l'aliénation mentale : il serait dangereux de l'oublier.

CHAPITRE IV

De la narcolepsie.

Le docteur Gélineau appelle ainsi une névrose rare, caractérisée par un besoin subit et irrésistible de sommeil. C'est à propos d'un travail de notre savant collègue le docteur Nicolas, sur la *Somnose des nègres*, que le docteur Caffe signala cette maladie dans notre pays (1862) pour la première fois. Le docteur Gélineau a repris cette étude et agrandi son cadre au cours d'une monographie bourrée d'observations intéressantes.

Dans la plupart des cas, une cause appréciable et nette de la maladie échappe à l'observation médicale. Cependant, la dépression nerveuse doit être admise ; cette dépression s'opérerait le plus souvent par un trouble dans l'innervation vaso-motrice. Une émotion, une idée gaie, une pensée triste, la vue d'un accident, l'aspect de la foule, les sons de la musique, provoquent l'accès du sommeil chez les malades observés. — Les troubles digestifs et l'abus des plaisirs de l'amour sont aussi des causes prédisposantes. Enfin, la narcolepsie se rattache souvent aussi aux névroses convulsives et devient parfois un des symptômes de l'hystérie, de l'épilepsie, de la chorée (danse de Saint-Guy).

La maladie apparaît à un certain âge ordinairement; le sexe masculin semble prédisposé; les pays chauds favorisent bien certainement les accès.

En dehors de l'apparition intermittente et souvent très rapide de ceux-ci, le narcoleptique est bien portant, et ne présente aucune lésion organique. Cependant son caractère est difficile, irritable; le sommeil relève singulièrement ses forces, bien loin de l'affaiblir au point de vue nerveux.

La narcolepsie n'est pas l'épilepsie, maladie où il y a cri, rougeur et pâleur alternatives, convulsions toniques et cloniques, insensibilité, inconscience, hébétude, etc., — qui est fort sensible au traitement bromuré. — Elle n'est pas non plus une *congestion séreuse cérébro-méningée*, comme le pensait Caffe : sa bénignité ne saurait être compatible avec des lésions anatomiques aussi sérieuses. Elle n'est pas non plus la *somnolence* des gens adonnés aux travaux d'esprit, dont M. Thiers était, paraît-il, atteint chaque soir pendant une demi-heure. La narcolepsie est un anéantissement fonctionnel profond, complet, dans lequel l'insensibilité est presque absolue. C'est une névrose de connaissance récente, et, selon le mot du docteur Camuset, « à présent que les voilà baptisés, les narcoleptiques vont sortir de dessous terre » !

Pour le traitement, M. Gélineau a employé les bromures, la picrotoxine, le nitrite d'amyle, l'apomorphine, sans résultat. La caféine, l'arséniate de strychnine comme alcaloïdes vaso-moteurs, l'acide phosphorique, pour nourrir et tonifier les centres nerveux, semblent la base de la thérapeutique rationnelle de cette étrange maladie.

2.

CHAPITRE V

L'hystérie. — Causes et symptômes. — Désordres psycho-nerveux. — Bizarreries symptomatiques. — Responsabilité. — Traitement. — L'hygiène de la femme nerveuse.

Voilà un mot malsonnant dont le sens populaire évoque des idées sensuelles et lascives. Tout autre est le mot *hystérie* dans le sens médical, et l'opinion publique se fait de l'hystérie une idée absolument fausse en l'attribuant à des désirs lubriques, à des appétits génésiques qui exciteraient le système nerveux. Dans les trois quarts des cas, le système sexuel n'a aucun rapport avec la névrose en question. Quoique l'homme puisse être atteint d'hystérie, la maladie s'observe surtout dans le sexe féminin, où elle est très commune. Elle débute généralement au moment de la révolution de la puberté. L'hérédité nerveuse en est la cause fréquente. L'éducation mal conduite, la vie des villes, les veilles, les excès alcooliques et vénériens, la vie claustrale, les pratiques abusives de la piété, sont des causes excitantes accessoires morales. La débilité et l'anémie sont des causes physiques. L'impressionnabilité nerveuse et la prédominance affective spéciales à la femme sont propres à expliquer la genèse d'une névrose dont Briquet a pu dire : « L'hystérie est la folie de la sensibilité. »

Les symptômes du mal sont extrêmement divers et complexes. L'hystérie *sans attaque* est la plus fréquente : mobilité d'humeur, fourmillements, palpitations, spasme de la gorge (*sensation de boule*), anxiété, points douloureux vagues, tels sont ses symptômes les plus ordinaires. Parfois elle prend le masque des plus graves maladies viscérales.

L'*attaque d'hystérie* est précédée de malaise, bâillements, soupirs, ballonnement du ventre. Puis le creux de l'estomac devient douloureux, et la malade éprouve la pénible sensation d'une boule qui remonterait du ventre à la gorge; elle a de l'oppression, des battements de cœur, des douleurs aux tempes, des sifflements d'oreille. Dès que la *boule* apparaît, la malade crie et tombe, le visage rouge, mais sans perdre entièrement connaissance. Puis, ont lieu de grands mouvements désordonnés des membres et du tronc, et tout rentre ensuite dans l'ordre.

La *grande hystérie* est un mélange d'hystérie et d'épilepsie. Dans cette maladie, la sensibilité est abolie dans tout un côté du corps; les ovaires sont très douloureux, et certaines parties du corps présentent une sensibilité exagérée; parfois des membres entiers sont contracturés. Enfin, les hystéro-épileptiques sont très sensibles aux divers procédés d'hypnotisme. L'attaque de la grande hystérie se divise en quatre périodes. D'abord raideur, convulsions, contorsions; puis, grands mouvements, corps en arc de cercle, ou en attitudes de crucifiement, de salutations, etc.; ensuite, attitudes passionnelles, poses plastiques; enfin, hallucinations, délire, quelquefois extases et catalepsie, syncopes, etc. La conscience est abolie pendant toute la durée de l'attaque.

La peau de l'hystérique peut être partiellement insensible au toucher, à la souffrance, à la température. Au contraire, sa sensibilité peut être exagérée et l'on voit la douleur occuper les organes les plus divers. Les yeux, l'ouïe, l'odorat, le sens génital peuvent être paralysés, ou, au contraire, leur impressionnabilité normale peut être exaltée. Les muscles du corps, l'épine dorsale, la tête, sont souvent le siège des douleurs dans l'hystérie.

La douleur de tête est comparable à celle que causerait l'enfoncement d'un clou. Les articulations peuvent être dans un état qui simule les affections les plus graves (la *coxalgie* par exemple). Les névralgies, les maux de dents, les affections d'yeux, d'estomac, d'intestins; les douleurs des reins, de la vessie, de l'ovaire; la toux sonore et rauque, les spasmes de la gorge et de l'œsophage empêchant la déglutition, les vomissements, les palpitations du cœur, les contractures des membres et du cou, les paralysies *qui gué: :sent miraculeusement*, la perte subite de la parole; l'ataxie, le tremblement et les secousses des membres; la salivation, les sueurs de sang; l'abondance ou la suppression brusque des urines; la formation considérable de gaz dans l'abdomen; les troubles de la circulation; les hémorrhagies par la peau, l'estomac, l'intestin et les poumons, les troubles de nutrition, la fièvre, etc., etc., — tous ces symptômes peuvent appartenir à l'hystérie, et former autant de modalités innombrables, dérivant toutes de ce Protée morbide.

Enfin, l'érotisme fou ou nymphomanie peut compliquer l'hystérie, mais assez rarement. Plus fréquemment, nous observons des hystériques qui sont absolument indifférentes et même hostiles aux idées sexuelles.

A un troisième degré, l'hystérique devient un danger. Elle se dit victime d'attentats; elle menace d'homicide; elle trompe les magistrats, en calomniant les personnes les plus innocentes; elle devient extatique et est en proie à l'exaltation religieuse la plus déréglée : Élisabeth de Hongrie, Jeanne d'Arc, sainte Thérèse, Marie Alacoque, Louise Lateau, sont notoirement des hystériques *à forme religieuse.*

Parfois, il se produit, chez l'hystérique, le curieux phénomène de la double conscience; la personnalité se dédouble, il se constitue deux mémoires, pour ainsi dire exclusives l'une de l'autre, et l'individu apparaît comme ayant une double vie, un double *moi.*

Au degré le plus avancé, les désordres cérébraux dégénèrent en folie : accès de manie, mélancolie, hallucinations, impulsions irrésistibles, excentricités incoordonnées, agitation, tendance au suicide, dispositions érotiques passagères, tels sont alors les symptômes de la folie hystérique, assez analogue au délire alcoolique, mais aboutissant rarement à la démence.

La folie hystérique devient parfois épidémique, par contagion nerveuse ou *imitation;* la démonomanie, le tarentisme, le délire de possession, les convulsionnaires de Saint-Médard, les aboyeurs, les danseurs, etc., des siècles passés se rattachent à la folie hystérique par des liens certains. Les sibylles de l'antiquité étaient des hystéro-épileptiques.

Les rieuses inextinguibles sont aussi des hystériques. On en voit qui sont prises invinciblement, pendant des heures, de ces sortes de spasmes convulsifs. Zwinger cite le cas d'une jeune fille de Bâle qui apporta à son mari, fort étonné, en guise de cadeau nuptial, un rire qui dura pendant toute la première nuit de noces [1].

On peut provoquer artificiellement chez les hystériques le sommeil nerveux, en faisant converger leurs regards sur un objet brillant, en comprimant leurs oreilles, en faisant entendre un bruit monotone, etc. La malade présente alors un état léthargique ou un état somnambulique ; la sensibilité à la douleur disparaît, la mémoire et l'intelligence sont exaltées ; les sensations lumineuses, la lecture même sont possibles à travers les paupières presque closes ; les odeurs et les moindres bruits sont perçus aux plus grandes distances, etc.

La catalepsie (dont nous allons bientôt parler)

1. Le rire hystérique n'a rien du rire naturel. On dirait, pour nous servir d'une expression grecque que nous empruntons à Homère, on dirait que la malade *rit avec des mâchoires étrangères.*

peut être provoquée chez une hystérique par une impression subite et vive; la suggestion et les hallucinations sont également au nombre des phénomènes que peut créer, chez les hystériques, l'hypnotisation.

Avant de nous étendre comme il le faut sur toutes ces questions, terminons d'abord ce qui a trait au sphinx morbide qui a suscité, de nos jours, les discussions les plus nombreuses et les plus variées.

Les hystériques sont-elles responsables? Voilà une grave question à résoudre : car il y a à Paris cinquante mille hystériques environ, dont dix mille ont des attaques. L'état mental des hystériques, travesti comme à plaisir par les publicistes et les romanciers, mérite donc une étude approfondie et une observation attentive.

Legrand du Saulle reconnaît quatre degrés dans l'état mental des hystériques. Au premier degré, c'est simplement du nervosisme, des troubles légers dans les facultés affectives; l'égoïsme, l'irritabilité, la joie et la colère sans motifs, l'esprit de querelle et de chicane, la versatilité, l'indécision, le caractère mal équilibré : tels sont les principaux symptômes moraux du premier degré. Au deuxième degré, les touches de ce tableau s'exagèrent : l'hystérique ourdit

des intrigues, trompe, calomnie, dénonce, prête
de faux serments, et tout cela avec rapidité et
sans en avoir l'air. Comme le disait Sydenham, ce
qu'il y a de plus constant chez les hystériques,
c'est leur inconstance, que Legrand du Saulle
appelle justement une *ataxie morale*. Elles ont
aussi des idées fixes, véritable *catalepsie de l'intelligence* (Esquirol). Elles refusent de manger, de
parler, de marcher, d'ouvrir les yeux, etc., et
résistent, par une étrange perversion de la volonté, à toutes les observations.

Difficile à vivre à cause de son esprit de con-
troverse et de son délire malicieux, l'hystérique
est, dans un ménage, une véritable plaie ; simu-
lations de maladies, comédies du suicide, tendance irrésistible au mensonge, véritable culte
de la supercherie, voilà quelques-uns des traits
de son état mental. C'est à l'hystérique que peut
s'appliquer l'amusante boutade de Stendhal :
« Être franche équivaut pour elle à sortir sans
fichu. »

Séduisante et coquette, l'hystérique se compromet à force de vouloir qu'on s'occupe d'elle : celui
qui résiste à ses avances est bientôt la victime des
chantages les plus effrontés et les plus audacieux.

Nous ne saurions entrer ici dans les innombrables détails des actes insolites, incorrects et

3

incohérents, des supercheries, mystifications, fugues demi-conscientes, étranges aventures, actes vertueux, traits de courage, dévouements exceptionnels, philanthropie exagérée, etc., mis à l'actif des hystériques. Les actes délictueux consistent généralement en séquestrations prétendues arbitraires, fausses imputations de viol et d'assassinat, abus de confiance, vols sans motifs ni besoins, vols dans les grands magasins. Les actes criminels comprennent les rapts d'enfants, les attentats aux mœurs, les incendies, les menaces de mort, les empoisonnements, les infanticides.

L'appréciation du degré de responsabilité des hystériques constitue un point de pratique médico-légale extrêmement délicat, et que M. Legrand du Saulle a éclairci de main de maître. Le plus souvent l'hystérie atténue la culpabilité; la liberté n'est pas morte, mais elle est malade. Quant à l'irresponsabilité, elle n'est totale que pendant les grandes attaques ou pendant le cours de la folie hystérique. L'hystérie légère n'entrave pas la liberté morale, et conserve par conséquent, entière, la responsabilité [1].

Pour traiter les hystériques, il faut d'abord,

---

1. Voir chapitre XXXV: la Responsabilité en matière criminelle.

par influence psychique, s'efforcer de vaincre l'inertie de la volonté chez ces malades ; exiger une vie sévère, un régime tonique, l'exercice en plein air, l'hydrothérapie. Il faut régulariser les fonctions alvines et menstruelles, combattre les paralysies et les contractures par l'électricité ; traiter, enfin, par des moyens que nous ne pouvons développer ici, les symptômes les plus graves qui peuvent se produire; dyspepsie, hoquet, toux convulsive, vomissements opiniâtres, etc. Le mariage, qui améliore souvent les formes légères de l'hystérie, semble aggraver l'*hysteria major :* c'est là un point fort délicat de pratique, sur lequel nous sommes fréquemment consultés, et qui ne laisse pas d'embarrasser les plus experts.

Il faut aussi savoir que, d'après les beaux travaux de Grasset, l'hystérie est une névrose qui se rattache assez volontiers à l'arthritisme. C'est ce qui nous explique pourquoi certaines hystéries *n'aiment pas l'eau froide* (Axenfeld).

Les indications curatives de l'hystérie se réduisent à cette formule : « Fortifier et calmer. » Mais elle n'est pas aussi facile à exécuter qu'à écrire.

Quant au traitement de l'attaque, il réside surtout dans la compression méthodique de l'ovaire. Ce petit moyen n'est pas nouveau, en médecine.

Hippocrate le recommandait déjà comme le meilleur procédé pour contenir la matrice dans ses limites (l'hystérie était alors rapportée à l'utérus), et Ramazzini a affirmé « qu'il dépassait en qualité tous les médicaments hystériques ».

L'auteur de ce livre ne veut pas oublier qu'il sera lu par les femmes surtout : force lui est de développer, par conséquent, ce thème délicat d'hygiène pratique : *l'hygiène de la femme nerveuse.*

Le nervosisme étant héréditaire, il importe, d'abord, de ne point laisser, chez l'enfant, s'élargir la tache originelle, ni se creuser l'empreinte ancestrale, si tenace lorsqu'il s'agit d'hérédité morbide. C'est donc au berceau qu'il faudra prendre la femme nerveuse ; car souvent, c'est des premières convulsions de l'enfant que prennent date la petite et la grande hystérie, l'éclampsie de la grossesse, et tout le funèbre cortège des accidents si nombreux, ressortissant à la grande famille névropathique.

L'enfance des prédisposées sera donc spécialement surveillée, et sevrée des gâteries comme des sévérités excessives ; les sujets nerveux étant élevés, préférablement, loin des villes, à l'abri de tout ce qui peut susciter leurs précoces tendances émotives ; dans une atmosphère calme et paisible, où rien d'irrégulier ne vienne commotionner leur moral si fragile. On leur évitera la prématuration intellectuelle; on retardera, le plus possible, l'excitation déterminée habituellement par l'instruction et par l'éducation artistiques. On devra surtout épargner les terreurs et les fortes émotions à la descendance des névropathiques : une simple histoire de revenants suffit, parfois, pour établir, chez un enfant prédisposé, la prédominance du système nerveux. Que de névroses ne nous apparaissent que comme les contre-coups d'un ébranlement émotif; et combien d'hystéries, et même d'épilepsies, n'ont-elles pas puisé dans la peur les éléments les plus solides de leur existence!

A la puberté, l'on redoublera de surveillance sur le système nerveux : on évitera comme la peste tout ce qui est capable de fouetter la légère et souvent folle imagination de la jeune fille : à ce point de vue, hélas! nous supputons toutes les névropathes que préparent, à nos confrères futurs, la surcharge des programmes féminins et la haute culture intellectuelle des femmes! Sans nous prononcer, toutefois, catégoriquement contre le lycée et son instruction intégrale, nous réclamerons, en faveur des enfants nerveuses, la diversion qu'apportent aux études la gymnastique, la natation, un régime alimentaire spécial, et (pour tout dire, en un mot) une culture somatique

intensive, seul contrepoison possible de la névropathie : car l'inaction musculaire, en abaissant
les forces plastiques, donne aux éléments nerveux le droit de parler haut dans l'organisme et
d'exercer bientôt leur tyrannique empire.

Pour nous résumer, disons que si chaque famille avait un registre médical pour y inscrire ses
tares héréditaires, la pharmacopée n'aurait bientôt
pas plus de raison d'être que la « zolalogie » des
Rougon-Macquart : l'hygiène peut tout (autrement dit) pour l'éradication des germes morbides.
Malheureusement, la faiblesse des parents est
là, semblable, — comme le disait si sagement
Pierre Charron, — semblable au lierre, qui rend
stérile l'arbre qu'il embrasse.

Un axiome, vieux comme la médecine, dit
que le sang est le modérateur des nerfs, le roi
des antispasmodiques. Donc, pour empêcher de
crier le système nerveux, il faut faire en sorte
que l'anémie ne vienne servir d'assise à la névrose : donner, par conséquent, à la femme nerveuse, du fer, du manganèse, du quinquina, etc.,
et la soumettre à une alimentation tonique et
reconstituante. Toutefois, nous croyons que l'on
abuse étrangement, dans la médecine contemporaine, du beefsteack saignant et du bordeaux :
nous avons, bien des fois, exprimé, dans nos

divers écrits, des opinions motivées à cet égard.
C'est dans l'hygiène de la femme nerveuse que
nous devons, surtout, éviter cette alimentation
carnée, féroce ou corsée, fatalement échauffante
et excito-stimulante à l'excès. Le régime devra
plutôt se rapprocher ici de celui de l'enfant :
c'est-à-dire que, tout en évitant de surcharger
l'estomac d'aliments superflus, on fera consister
surtout la nourriture en pain bien cuit, potages,
lait, œufs frais, pommes de terre, ~~viande d'animaux
jeunes,~~ légumes frais et fruits bien mûrs. Les aliments de haut goût, les pâtisseries, le gibier, les
sauces savantes, les légumes secs et farineux ne
valent rien pour les névropathes. Il faut leur faire
boire, de préférence, aux repas, de la bière amère
ou un vin rouge léger, coupé d'eau, et rester très
avare de café, de thé et de liqueurs alcooliques.

Être sobre, comme le veut Jean-Jacques, *avec
sobriété;* manger lentement; calmer, par des
poudres appropriées, l'irritabilité de l'estomac,
ou, au contraire, exciter, s'il y a lieu, son atonie
par des préparations apéritives : telle est l'hygiène
gastrique de la femme nerveuse. Elle devra éviter,
avant tout, la constipation, qui accentue toujours
la tristesse et le nervosisme. Rien de plus connu,
du reste, que le retentissement du ventre sur le
cerveau. On a dit que les belles dents rendent

gai; c'est peut-être parce qu'elles ne peuvent subsister qu'en la compagnie d'un bon estomac.

Quel genre de vie doit-on faire à la femme nerveuse? On devra lui éviter tout excès de précautions et de soins trop empressés, sous peine de voir, au moindre vent contraire, s'exalter sa susceptibilité morbide. On lui créera un travail matériel, avec des préoccupations intellectuelles modérées; mais il faut absolument lui éviter l'étiolement et l'inaction dans un étroit boudoir. La femme nerveuse est une fleur, à laquelle il faut un air pur et vivifiant, une luminosité solaire intense, et non l'atmosphère confinée et l'éclairage insalubre des salles de bal ou de spectacle. L'excès du froid et de la chaleur, les vicissitudes atmosphériques, et principalement les climats humides, lui sont préjudiciables.

Tout le monde connaît la néfaste influence des orages et des temps orageux sur les névropathes et — tranchons le mot — sur toutes les femmes (car elles sont toutes névropathes, sur ce point). On devra chercher, alors, à les distraire par une compagnie agréable, à endormir par la musique le supplice de leurs nerfs, etc.

Éviter la veille, qui énerve et dessèche, accorder, habituellement, une dizaine d'heures au sommeil; faire, matin et soir, sur tout le corps, une friction excitante énergique, vivre en plein air, en tâchant de s'endurcir au froid et de corroborer un édifice organique généralement frêle et peu résistant; porter des vêtements à la fois chauds et légers; éviter les corsets trop serrés; fuir les odeurs, ces traîtresses exaltatrices de la sensibilité; voilà encore ce qu'il faut faire. La femme nerveuse fera bien également de s'éloigner des excitations sexuelles abusives, qui augmentent toujours son prurit cérébral, et renaissent d'autant plus impérieuses, du reste, qu'on les a davantage satisfaites. Celse l'a dit : *Quibus nervi dolent, Venus inimica.* » C'est surtout au moment des époques que la femme nerveuse devra redoubler d'attention hygiénique minutieuse, et éviter avec soin les fatigues, les émotions, le passage du chaud au froid, etc.; qui provoquent, si aisément, à ce moment, des attaques de nerfs.

Quelques mots encore sur l'hygiène morale.

La femme nerveuse devra éviter la fréquentation des pessimistes, aujourd'hui *légion*, et choisir comme amis des sujets bien équilibrés, mais n'engendrant point, comme on dit, la mélancolie. Comme spectacles, elle recherchera plutôt les gaietés désopilantes et *bêtes*, même, que les drames noirs et la savante musique, mère de la dépression mentale. Si nous conseillerions à un homme de rester garçon, plutôt que d'épouser une femme nerveuse, nous conseillerons en revanche, à cette dernière, de se garder du célibat, qui engendre trop souvent l'ennui et la solitude, et qui ne donne pas à l'organe exécutif de toute la vie féminine les satisfactions qu'il requiert pour la santé et le bonheur de sa propriétaire. « La grande maladie de l'âme, c'est le froid, » a dit Tocqueville, — et il n'a fait ainsi que paraphraser la crudité anatomique du père de la médecine, traçant son immortel adage : *Propter uterum mulier.*

En terminant, nous conseillerons, à toutes celles comme à tous ceux que tenaille l'état névropathique, de s'efforcer de vivre, partiellement du moins, à la campagne. Outre que l'atmosphère y est plus pure et que plus simples y sont les ressources du régime, — la tranquillité des champs est salutaire au cerveau des névrosés, qui se refait mieux, loin des maladives excitations de la fournaise urbaine. N'oublions jamais que la régularité mentale et la régularité physique se touchent et se complètent, et que le moral n'est que le physique retourné.

CHAPITRE VI

De la catalepsie. — Esquisse du mal, — Ses causes
et son traitement.

La catalepsie, assez fréquemment compliquée d'extase, est sous la dépendance habituelle de l'hystérie, dont elle semble constituer simplement l'une des formes morbides.

Qu'est-ce que la catalepsie? C'est un état nerveux, où les mouvements volontaires sont interrompus, et où le malade offre l'étonnant spectacle de l'immobilité absolue et d'une insensibilité léthargique. Les muscles sont tendus et rigides; ils gardent passivement les positions les plus pénibles et les plus bizarres que leur imprime une main étrangère. L'entendement, les sens et le sentiment suspendent leur action; le malade est comme pétrifié, saisi et fixé dans la position où il se trouvait au moment de l'accès. Toutes les fonctions de la vie de relation sont paralysées, tandis que persistent les actes de la vie organique : la diges- tion, la circulation, la respiration, les sécrétions, etc. ; ces actes sont simplement affaiblis, diminués d'intensité.

Les cataleptiques n'ont pas de fièvre ; leurs paupières sont spasmodiquement fermées ; leur physionomie exprime le sentiment qui les ani- mait au moment où la crise les a saisis. Raides comme des statues, ces malades sont insensibles ; on peut les chatouiller, les piquer, les brûler sans produire le moindre « réflexe ». Les fonctions naturelles sont interrompues, les sécrétions et excrétions très ralenties, la faim et la soif suppri- mées. La déglutition est d'ailleurs des plus diffi- ciles, le pharynx étant, le plus souvent, contrac- turé.

L'accès de catalepsie peut durer de deux mi- nutes à plusieurs mois ; parfois les accès se rap- prochent, surtout quand la catalepsie est le symp- tôme d'un état nerveux caractérisé. Brusquement, l'accès se termine, sans qu'il subsiste dans l'es- prit du malade aucun souvenir de la crise : il se réveille dans les bâillements et l'hébétude.

Généralement, la catalepsie est incomplète et partielle. L'action des sens, par exemple, n'est pas absolument annihilée ; l'ouïe ou l'odorat persistent. Mais il y a, presque toujours, suspension complète de la volonté, de la voix et de la parole. Pour affirmer que la catalepsie existe, et pour se mettre en garde contre les cas de simulation et autres causes d'erreur, prenez avec votre main soit le bras, soit la jambe du malade, déplacez ce membre, puis abandonnez-le à lui-même : s'il reste dans la position où vous l'avez mis, sans que le malade puisse en rien la modifier, la catalepsie existe.

La catalepsie est plus fréquente dans la jeunesse, et elle est parfois héréditaire. Ses accès viennent sous l'influence d'émotions vives, excès intellectuels, passions violentes, exaltation religieuse, etc. On cite le cas d'un magistrat qui, injurié dans l'exercice de ses fonctions (au milieu d'un réquisitoire), demeura muet, la bouche béante, les yeux ouverts et menaçants, le poing tendu vers son « insulteur ». Voilà un accès cataleptique produit par la colère. Un autre auteur cite le fait d'une dame qui devenait cataleptique toutes les fois que son mari voulait avoir avec elle des rapports intimes : elle avait montré, au moment de son mariage, la plus grande répugnance pour le mari qu'on lui destinait, et la catalepsie se produisait, toutes les fois que la violente antipathie se réveillait chez elle. Un autre auteur rapporte l'observation d'une dame prise de catalepsie, au moment où son mari la surprenait dans une conversation criminelle : trois heures après, sa crise prenait fin, et elle achevait inconsciemment la phrase commencée. La terreur vive produit souvent l'état cataleptique : le choléra de 1832 fut fertile en observations de ce genre. On a rapporté aussi des crises éclatant chez des étudiants en médecine, brusquement saisis, pour une première fois, par la vue des cadavres d'un amphithéâtre anatomique.

La foudre (dont nous avons développé ailleurs[1] les curieux effets sur les organismes) a parfois produit la catalepsie. Mais, le plus souvent, cette maladie s'associe avec l'hystérie, l'extase, le somnambulisme, le délire, la mélancolie et la démence. C'est ce qui nous explique sa contagion nerveuse ou par imitation, et les multiples épidémies cataleptiques qui atteignaient, au moyen âge, les couvents de femmes, sous l'énervante influence de la vie ascétique. Les influences monacales existent toujours, hélas! en 1890, et la catalepsie est encore trop souvent, de nos jours, le triste résultat de la monomanie religieuse!

Quoique la mort soit assez rare, en somme, dans

---

1. Voir nos *Propos du docteur.*

la catalepsie, il est très important de diriger un traitement habile contre cet état, qui retentit gravement sur l'organisme. Les aspersions vives avec l'eau fraîche, les inspirations d'éther ou d'ammoniaque, les sinapismes sur les membres, les poudres sternutatoires, etc., peuvent être essayés, mais sans bien grandes chances de succès. Les frictions sèches, conseillées par Puel, le long des membres, sur le trajet des muscles contracturés ; les inhalations de chloroforme, et surtout l'application de courants galvaniques et des bains frais, constituent les méthodes de traitement les plus rationnelles et les plus efficaces. Il faut y ajouter le traitement de la maladie primitive à laquelle on croit pouvoir rattacher l'état cataleptique. Les médications usitées contre les états névropathiques, telles que l'hydrothérapie, les toniques et reconstituants, les antispasmodiques, l'électrisation et, parfois, l'hypnotisation, formeront la base de ce traitement.

Il ne faut pas oublier, enfin, la thérapeutique morale, qui s'applique ici fort bien (on le comprend) à une affection qui atteint étrangement, et dans ses forces vives, le côté intellectuel de l'être. L'éloignement des causes qui provoquent habituellement les crises cataleptiques : une vie calme, exempte de soucis et de chagrins, le changement de pays ou même de climat, les distractions et les voyages : — tels sont les agents qu'il faudra mettre en œuvre, pour obtenir une guérison complète et solidement à l'abri des récidives.

CHAPITRE VII

La paralysie agitante, marche, causes, traitement. — Le miroir aux alouettes. — Les tremblements et leurs causes multiples.

Décrite, en 1817, par Parkinson, la paralysie agitante débute, sournoisement, par un segment de membre; puis gagne, peu à peu, le membre opposé, et se généralise en un temps plus ou moins long. Le sujet est, d'une manière persistante, secoué par de rapides oscillations, dont le va-et-vient convulsif est régulier et rythmique. — Ce tremblement cesse (ou s'atténue notablement) pendant le sommeil et sous l'action d'une énergique volonté : au contraire, il augmente par les émotions vives, la chaleur, les excès, les excitants de tous ordres. Peu étendu, il est oscillatoire : par exemple, le pouce se meut en cadence sur les autres pulpes digitales, comme par l'émiettage du pain. Habituellement, la tête et le cou restent indemnes de tremblement, et la face, immobile, ressemble à un masque. Parfois, la langue tremble, ainsi que les lèvres; la parole s'embarrasse et devient saccadée; la salive s'écoule involontairement. Lorsque la paralysie agitante devient intense, les malades sont incapables de rien saisir avec leurs mains; ils ne peuvent plus ni manger ni s'habiller seuls; assis ou couchés, leurs genoux s'entre-choquent avec violence. Pendant la marche. Trousseau a fait remarquer la tendance caractéristique à la *propulsion* du paralytique agitant : la tête et le tronc penchés en avant (comme s'il était empalé), le malade s'en va, trottinant et sautillant, et semble courir sans trêve après son centre de gravité.

Le mal est essentiellement progressif; mais il y a plutôt affaiblissement de la contractilité musculaire, que paralysie véritable. Le pronostic, toujours fatal, est à longue échéance : vingt à trente ans environ. L'intelligence, longtemps intacte, devient obscure, et le sujet succombe dans le gâtisme et le coma.

Les causes de la maladie de Parkinson sont peu connues : parmi elles, la terreur et le froid humide paraissent les mieux prouvées. Mais elles n'agissent, évidemment, que sur des sujets prédisposés. Les lésions anatomiques du mal, éga-

lement assez peu précises, siègent le plus fréquemment dans cette région des centres nerveux
qu'on appelle le *mésocéphale*.

Ces lésions anatomiques nous rendent compte
de l'impuissance de l'art contre la paralysie
agitante. En effet, les révulsifs, les bains sulfureux et de vapeur, l'électricité, l'ergotine, la
strychnine, l'iodure de potassium, etc., tour à
tour préconisés, échouent habituellement. Le
meilleur traitement est encore celui qui repose
sur l'hygiène : suppression du tabac, de l'alcool,
des rapports sexuels ; habitude du massage et des
frictions sèches ; de temps à autre, bromure et
hyosciamine, pour atténuer l'agitation, — voilà
le résumé de l'ordonnance la plus rationnelle.
C'est pourquoi le corps médical a appris, dernièrement, avec plaisir, l'utilité des mouvements
lumineux giratoires des miroirs rotatifs, pour l'a-
mélioration d'une maladie nerveuse demeurée,
jusqu'ici, l'*opprobrium artis* : MM. les docteurs
Luys et Gaucher viennent, en effet, de communiquer à la Société médicale des hopitaux l'observation d'un garçon de magasin atteint, depuis
quatre ans, d'une paralysie agitante qui fut im-
pressionnée de façon étrangement efficace par
l'action, hypnotique et sédative, des vibrations
lumineuses produites, successivement et rapide-

ment, à l'aide d'un miroir aux alouettes en rota-
tation. Le malade souffrait, avant l'application de
ce traitement, d'un tremblement des plus prononcés ; et aujourd'hui (la simulation et la supercherie ne peuvent être admises, chez un sujet
aussi honnête, paraît-il, que borné) ; aujourd'hui,
il ne tremble plus et *se considère* comme complètement guéri... L'action hypnotique de ce traitement (il semble surtout agir, en effet, à la faveur
sédative d'une sorte de sommeil mécanique spécial), ne se bornera évidemment pas à modifier
les sujets atteints de paralysie agitante. Elle s'appliquera, vraisemblablement, à toutes les variétés
cliniques du tremblement.

Or, le tremblement est un symptôme qui se
rencontre fréquemment dans la pratique. Dans
d'autres affections du cerveau et de la moelle,
chez les hémiplégiques, les ataxiques, les paralytiques généraux, les atrophiés musculaires ;
dans l'épilepsie, l'hystérie, la crampe des écrivains à ses débuts [1] et, en général, dans toutes les
manifestations névropathiques, on peut avoir à
constater le tremblement. Dans la paralysie générale progressive, on sait qu'il apparaît surtout
aux lèvres, à la langue et à la face.

1. Voir, pour cette névrose professionnelle, notre *Hygiène du
travail.*

Accidentellement, il peut survenir aussi par l'action du froid, d'une vive douleur, et surtout d'une de ces violentes émotions de l'âme, telles que la colère, la peur, la joie, qui, sur certaines natures impressionnables, déterminent, par action réflexe, l'agitation convulsive des membres. Van Swieten a observé un sujet que le tonnerre réveilla, un jour, en sursaut, avec un tremblement qui persista vingt années...

Tout le monde connaît le tremblement sénile, dont les secousses rapides, d'une faible amplitude, augmentent, d'une manière également marquée, sous l'influence des émotions de l'âme. Ce tremblement débute par le cou et par les membres supérieurs. La tête, tour à tour fléchie d'arrière en avant ou latéralement inclinée, exécute des mouvements combinés, continuels, d'affirmation et de dénégation. Ces mouvements caractéristiques se retrouvent absolument analogues, d'ailleurs, chez les sujets épuisés ou débilités par l'inanition, les excès, les convalescences de fièvres graves, qui dépriment et affaiblissent l'innervation, comme le fait la vieillesse, définie si cruellement par un ancien : *Senectus ipsa morbus.*

Le tremblement peut aussi avoir une origine toxique : celui qui atteint l'alcoolique peut nous servir d'exemple banal. Mais l'alcool n'est pas le

seul poison capable de produire le tremblement :
le plomb et le mercure créent aussi ce symptôme
de la manière la plus marquée et la plus constante ; et le tremblement occupe ainsi une place
importante, en hygiène professionnelle et industrielle, pour le diagnostic des intoxications à leurs
débuts. Les champignons (et surtout l'ergot de
seigle), l'arsenic, le sulfure de carbone, l'usage
abusif du café, du thé et du tabac, sont également susceptibles de provoquer le tremblement.
Il en est de même de certains narcotiques, tels
que l'opium, le haschisch, la ciguë (Phédon nous
décrit les mouvements de trémulation qui pré-
cédèrent la fin de Socrate). C'est à un empoisonnement alimentaire, enfin (dont la nature précise
est restée inconnue, d'ailleurs), qu'il faut rapporter le tremblement épidémique de Tübingen
(1729), dont Camerarius, médecin du roi de
Wurtemberg, nous a transmis l'histoire curieuse
et unique dans la science [1].

1. Voir notre *Hygiène du travail* (pour les tremblements pro-
fessionnels) et notre volume sur l'*Alcoolisme* (O. Doin, éditeur).

CHAPITRE VIII

Chorée ou danse de Saint-Guy. — Tableau de la maladie. — Ses causes et sa médication.

Chorée vient du grec *choréia*, qui signifie *danse*. Quant à l'appellation de danse de Saint-Guy, elle nous rappelle ces épidémies dansomaniaques qui affligèrent le moyen âge et que les prêtres plaçaient sous l'invocation de saint Guy, saint Witt, saint Victor...

La chorée est une névrose convulsive, assez fréquente, caractérisée par une sorte de *délire des muscles* (Bouillaud). Elle consiste essentiellement en des contractions convulsives, irrégulières et désordonnées qui agitent le système musculaire des bras, des jambes, de la face, de la langue, etc. Dans ces diverses régions du corps, apparaissent, plus ou moins fréquentes, des secousses involontaires, réflexes et sponta-

nées, dont la rapidité extrême semble être l'effet
d'une sorte de sollicitation électrique. La chorée
siège fréquemment d'un seul côté du corps
(hémichorée).

Elle suscite des attitudes si ridicules et grotes-
ques qu'elles forcent parfois le rire de l'entourage
le plus péniblement affligé. Le front et les paupières s'agitent de spasmes cloniques ; la calotte
crânienne se plisse et se déplisse tour à tour d'une
façon burlesque ; les lèvres se dilatent et se res-
serrent alternativement ; la bouche est tordue de
grimaces ; les yeux roulent, convulsés, dans leurs
orbites ; la langue claque comme celle des cochers ; la prononciation fourche et s'embarrasse ;
le larynx émet une sorte d'aboiement ; la tête se
tourne, semblable à celle de certains oiseaux.
Bref, les expressions les plus diverses et les plus
étranges se reflètent impétueusement sur la physionomie du pauvre choréique.

La démarche devient difficile et irrégulière :
les jambes, agitées de soubresauts, sautillent, fau-
chent, et tortueusement se balancent comme
celles d'un polichinelle. Invinciblement, ce sont
des enjambées, sauts, écarts, titubations, contorsions de la marche : le tout naturellement
accompagné de chutes et d'accidents fréquents.

Si le malade touche un objet, il le laisse choir,

à cause du spasme musculaire des avant-bras, qui met obstacle aux mouvements, si délicats, de la main : c'est à grand'peine qu'il peut porter un verre jusqu'à ses lèvres, à cause des mouvements angulaires empêtrés du bras. Aussi, lorsqu'il est parvenu à toucher sa bouche, il faut voir avec quelle avidité il serre son verre entre ses dents pour en avaler vite le contenu, dans la crainte que le contenant ne vienne encore à lui échapper brusquement.

Chez certains choréiques l'agitation motrice est si prononcée, que les vêtements et la literie la plus solide se réduisent en charpie. Dans ces cas (heureusement rares) d'extrême agitation, on conçoit qu'une complète insomnie, jointe à de continuels efforts musculaires, conduise aisément le malade à la mort par épuisement nerveux. C'est aussi dans ce cas que l'on voit apparaître la *folie choréique*. Mais, même dans les cas moyens et légers, l'intelligence toujours s'affaiblit et le caractère se trouble : le sujet devient hébété, stupide, irritable ; sa mémoire se perd ; sa sensibilité devient anormale, soit qu'elle diminue, soit, au contraire, qu'elle s'exagère ; il rit et pleure sans motifs, etc.

Les causes de la chorée sont : l'hérédité nerveuse ; une vive émotion, l'onanisme, l'anémie.

4

Notre savant maître, le professeur Sée, a démontré péremptoirement, dans un mémoire resté célèbre, l'essence rhumatismale de la danse de Saint-Guy. Que la chorée soit ou non la première manifestation du rhumatisme, il est à peu près certain que les quatre cinquièmes des choréiques sont des rhumatisants. On sait, du reste, combien l'arthritisme dispose aux névroses, et notamment à l'hystérie, cette grande sœur de la chorée. C'est une raison pour infliger aux descendants d'arthritiques une hygiène modificatrice appropriée, et cela, dès leur plus tendre enfance.

La chorée est, d'ailleurs, une maladie infantile, qui n'apparaît guère que de six à quinze ans : chez les enfants, à la deuxième dentition, chez les jeunes filles, au moment de l'établissement de la puberté. Le début du mal est lent, insidieux, progressif. On s'aperçoit qu'un enfant est maladroit : d'abord, on le réprimande, on le punit. Puis, les parents reconnaissent, un beau jour, que leurs punitions aggravent les désordres musculaires et affolent encore la convulsivité. Il suffit (vous pouvez essayer) de regarder un petit malade affligé de la danse de Saint-Guy, pour voir aussitôt ses mouvements choréiques augmenter en nombre et en intensité. L'imitation, les émotions, la grossesse, la contagion nerveuse, sont aussi des conditions capables de développer la névrose.

Toutefois, la chorée est loin d'être grave habituellement : elle possède même une tendance naturelle à la guérison, au bout de quelques mois, laissant souvent après elle des tressaillements et des tics, comme les indices persistants de la déséquilibration cérébro-spinale améliorée. Car la danse de Saint-Guy n'est, en somme, que l'exagération fonctionnelle des appareils de transmission et de coordination motrices qui s'échelonnent tout le long de la moelle épinière.

Suivant la gravité du mal, on aura recours à un traitement plus ou moins énergique ; mais la chorée bénigne n'a besoin, pour guérir, que d'un régime tonique et d'une hygiène convenable ; on essaiera toujours les vermifuges chez les enfants : car on a vu les vers causer la chorée. On traitera l'anémie par le valérianate de fer, le rhumatisme par le colchique, les salicylates, l'antipyrine, les bains sulfureux et les moyens protectifs que l'hygiène recommande contre les variations atmosphériques. Les bains tièdes prolongés, la gymnastique de précision, le chant cadencé, le piano, seront très utiles pour combattre la folie musculaire, de même que le massage et les douches froides. Notre savant ami le docteur Lubelski,

de Varsovie, a obtenu des succès par les pulvéri-
sations d'éther, le long de la colonne vertébrale;
feu le docteur Burq par les plaques métallothéra-
piques; Trousseau vantait l'opium et la strychnine,
Gillette le tartre stibié, etc.

Dans les cas d'agitation violente, on donnera
les bromures et le chloral; on placera le malade
dans un lit artistiquement matelassé; on lui appliquera des ventouses sèches le long du rachis
et on le soumettra même, au besoin, aux inhalations de chloroforme. Lorsque la vie est en danger, on serait mal venu à dédaigner les médications énergiques : mais sachons également, dans
les cas moyens, nous garder de la thérapeutique
du pavé de l'ours !

CHAPITRE IX

L'ataxie locomotrice. — Un peu de poésie. — Les ataxiques. —
La nouvelle méthode de la suspension.

Voici une description très exacte, quoique poé-
tique, de cette affreuse maladie de la moelle épinière. *Auctore :* M. Faure.

> Pantins démesurés, d'étranges ataxiques
> Font décrire à leurs pieds des orbes fantastiques.
> Presque tous sont des fils, souvent jeunes encore,
> De ce peuple infini qu'a chanté Fracastor [1].
> Froidement, lentement, dans la moelle épinière,
> Traîtresse et se glissant lâchement par derrière,
> La sclérose envahit, du sacrum jusqu'au col,
> Les faisceaux de Burdach et les cordons de Goll [2].
> Tout à coup l'ataxique, en proie à l'épouvante,
> Sent une douleur vive, aiguë et fulgurante,

[1]. Le mal semble, en effet, avoir de la prédilection pour les
syphilitiques.

[2]. Ces parties postérieures de la moelle sont *sclérosées*, c'est-
à-dire durcies : caractéristique anatomique du *tabes*.

4.

Dans ses jambes en feu passer comme un éclair,
Ainsi qu'un fer rougi venant mordre sa chair.
Parfois, une souffrance, indicible, implacable,
Lui déchire les flancs, le torture et l'accable [1].
L'estomac révolté ne peut rien retenir [2],
Les réflexes s'en vont pour ne plus revenir.
Vénus et Cupidon ne sont plus que des songes,
Et le malheureux croit marcher sur des éponges !

L'ataxie locomotrice ou *tabes* est une maladie chronique de la moelle épinière, consistant en douleurs *fulgurantes* (pareilles à des éclairs), qui éclatent dans les membres et le tronc, et parfois sont localisées dans les viscères (estomac, intestin, urèthre, rectum).

La sensibilité est abolie, diminuée, retardée chez ces malades. Les mouvements existent, mais leur précision manque : il y a fatigue et incoordination, *ataxie*, suivant le mot technique, ou (si l'on veut) *folie des muscles*. Cette ataxie aboutit à des paralysies plus ou moins accentuées, fréquentes et précoces surtout du côté des paupières et de l'organe visuel. Enfin, la nutrition générale s'altère rapidement chez ces malades : ils présentent bientôt ainsi de l'amaigrissement, des éruptions sur la peau, de l'atrophie muscu-

1. Douleurs en ceinture.
2. Crises gastriques.

laire; les ongles et les poils tombent; les os se fracturent avec une déplorable facilité, etc.; ils offrent aussi des lésions articulaires et manifestent une grande sensibilité au froid.

La durée de la maladie est longue et dépasse souvent 15 ou 20 années, pour se terminer ordinairement par la paralysie générale et le gâtisme. On accuse surtout, parmi les causes, la syphilis et les excès de la deuxième jeunesse (de 35 à 45 ans). Les prodromes ordinaires du mal durent trois mois environ : ils consistent, habituellement, en éblouissements, paralysie des paupières, strabisme, crises gastralgiques, enthousiasme génésique inusité... Les symptômes les plus pénibles aux malades sont : les élancements douloureux des membres, et la perte du sens musculaire, qui gêne considérablement la marche, surtout dans l'obscurité. Les mouvements incoordonnés des ataxiques dépassent (il faut le remarquer) constamment leur but : les malades usent leurs talons en bec de clarinette.

Aucune autre maladie ne présente des phénomènes douloureux aussi caractéristiques : les ataxiques se disent constamment pincés, tiraillés, lardés et emploient un luxe de comparaisons saisissantes pour expliquer leur mort en détail. C'est ainsi que notre malheureux confrère Xavier Aubryct écrivait à l'un de ses amis : « La Camarde ne me démolit pas, elle me dévisse. »

La médecine est souvent impuissante à améliorer les ataxiques, malgré la variété des moyens qu'elle conseille contre cette maladie. L'hydrothérapie, l'iodure de potassium, le nitrate d'argent, la morphine, le chloral, la belladone, l'électricité, etc., qui constituent les meilleurs traitements, ne fournissent que bien rarement des résultats palliatifs soutenus. Parmi les eaux minérales, Bourbonne et surtout Lamalou-l'Ancien sont parfois favorables à l'amélioration de quelques-uns des symptômes les plus douloureux.

Un traitement a été accueilli récemment avec une faveur marquée. Est-ce parce qu'il est bizarre (ce qui suffit fréquemment à la mode thérapeutique)? est-ce parce qu'il sort du médicament, pour rentrer dans les agents physiques curatifs? Nous voulons parler de la suspension.

Depuis que nous avons renoncé au gibet comme méthode de lancement de nos condamnés dans l'éternité, — *pendaison* était, habituellement, chez nous, synonyme de *suicide*. Et voilà que maintenant, homéopathiquement dosée, la pendaison menace de prendre place dans l'arsenal des médicaments usités contre les maladies du système nerveux ! La mode étant à la Russie, nous n'éton-

nerons personne en disant que ce nouveau traitement nous vient du Nord : c'est le docteur Mot-
chukowsky, d'Odessa, qui paraît en avoir été
l'instigateur scientifique. Toutefois, il ne l'a pas
innové : car nous savons pertinemment que la
pendaison a occupé, de tout temps, une assez
large place dans les pratiques physiques des re-
bouteurs en général. C'est ainsi qu'en mai 1844,
l'un de ces guérisseurs par moyens mécaniques
comparaissait, pour des actes de ce genre, devant
la cour d'assises de Rouen. Cet aimable industriel
s'adressait surtout aux vieillards affaiblis : pendant
qu'il les tenait suspendus dans leur domicile, il
faisait main basse sur tout ce qui se trouvait à sa
portée, — histoire probablement d'éviter les re-
couvrements d'honoraires ! L'un de ses clients,
trop entêté dans son traitement, mourut, et en-
traîna ainsi la perte de son guérisseur.

Ce fut par un hasard que notre confrère d'O-
dessa découvrit les bienfaisantes propriétés de la
pendaison. Voulant redresser la taille d'un ataxi-
que, il le suspendit par les aisselles, dans le but
de lui appliquer le corset américain dit *de Sayre*.
A la suite de cette séance, le malade se déclara
fort soulagé, et le médecin fut forcé de reconnaître que l'amélioration des douleurs et de l'incoordination des mouvements était due, non point

au corset, mais à la suspension. Entre parenthèses, nous savons tous, chers lecteurs, que la suspension par les aisselles était fréquemment pratiquée, comme punition, sous l'ancien régime; si nos ancêtres médicaux avaient été plus observateurs, ils auraient eu beau jeu d'étudier, à loisir, les effets physiologiques de ce mode de supplice, qui n'entraînait la mort que lorsqu'il était très prolongé.

Le professeur Charcot a tenu à expérimenter impartialement la nouvelle méthode russe, dans son service de la Salpêtrière, fertile en maladies nerveuses de toute nature. Il vient de déclarer, dans une récente leçon, que les effets curatifs produits par la pendaison étaient très encourageants, notamment dans certaines myélites et dans l'ataxie locomotrice progressive, si fréquente aujourd'hui et si communément au-dessus des ressources de l'art.

La pendaison améliore, en effet, l'état général des tabétiques, adoucit leurs sensations douloureuses, calme leur sommeil, rend leur déambulation plus facile et leur sensibilité moins irrégulière. Les observateurs ont également tous constaté que la pendaison supprime l'impuissance et fait reparaître l'appétit sexuel. Nous ne croyons pas que ce dernier résultat (qui paraît certain) puisse être utile à la guérison du *tabes* : tout au contraire, les malades, ragaillardis, sont disposés à user et abuser de la fonction « qui fait nostre joye »; et nous avons remarqué qu'il s'ensuivait toujours une notable aggravation dans la marche de leur maladie.

Cette action aphrodisiaque de la pendaison est connue, du reste, de longue date. Il existe, à Londres et aux États-Unis, des *clubs de pendus*, où (d'après la méthode décrite dans le marquis de Sade) certains excentriques se livrent, habituellement, aux pratiques de la *pendaison ratée*, dans le but avéré de se procurer artificiellement des jouissances voluptueuses. Ici encore, l'empirisme a précédé la science, pour le traitement de la frigidité. Serait-il donc dans le vrai, sir John Stuart Mill, lorsqu'il dit que l'excentricité d'esprit constitue le sel de la terre et la féconde semence des idées neuves et du progrès?

Ce qui est certain, en tout cas, c'est que la potence est bonne à l'impotence !

CHAPITRE X

Tétanos. — Est-ce une névrose ou une infection microbienne ? — Causes, description, traitement. — Origine équine.

Connu de toute antiquité et fort nettement décrit par Hippocrate, Arétée, Celse, etc., le tétanos est une maladie nerveuse dont on s'efforce, en ce moment, à l'aide de faits nouveaux, de faire une maladie microbienne. S'agit-il d'un simple sacrifice aux théories régnantes ? Ou bien l'avenir démontrera-t-il véritablement la nature infectieuse du tétanos ? Nul ne saurait encore le pressentir. Quoi qu'il en soit, le tétanos est une affection qui peut se définir : contracture musculaire généralisée, débutant violemment par les mâchoires et gagnant peu à peu la nuque, le tronc, la tête et les membres, convulsivement envahis par un état, plus ou moins continu, de rigidité spasmodique douloureuse.

Après quelques heures d'agitation, de tristesse et de douleurs vagues, le malade se plaint d'écarter difficilement les mâchoires, dont les muscles sont raides et inextensibles. La parole et la mastication, d'abord difficiles, deviennent bientôt impossibles. Puis, la rigidité musculaire se propage à la nuque et au dos. Lorsqu'elle devient complète, le malade ressemble à une statue de marbre. Lorsque c'est la contracture des muscles du tronc qui est très accusée, le tétanique représente alors un arc de cercle, qui ne repose plus sur le lit que par la tête et les pieds.

Les contractures permanentes alternent avec des accès convulsifs, que le moindre mouvement, la moindre impression sollicitent. La température fébrile atteint parfois les plus extrêmes limites; nous avons vu ainsi un tétanique dont la température dépassait 42° centigr.

Tous les muscles peuvent être affectés. C'est la contracture de ceux de la physionomie qui produit ce masque facial étrange, décrit sous le nom de *rictus cynique* ou *rire sardonique*. C'est le spasme du pharynx, qui détermine cette impossibilité d'avaler, ayant fait parfois confondre le tétanos avec la rage. C'est enfin la contracture du diaphragme, de la glotte ou de ce muscle creux

8

qu'on appelle le *cœur*, qui détermine finalement la mort par asphyxie, lorsque le tétanique a pu survivre à l'épuisement nerveux et à l'inanition.

Le mal dure de quarante-huit heures à douze jours : s'il se prolonge au delà, sa guérison est possible, — ainsi que le Père de la médecine l'avait déjà observé dans ses *Aphorismes*.

Le tétanos donne, d'ailleurs, une mortalité moyenne de 90 p. 100. C'est, de plus, un mal particulièrement redoutable, parce que, au milieu des douleurs les plus vives et en dépit de tous les narcotiques, le malheureux tétanique conserve habituellement l'intégrité de ses facultés intellectuelles et la conscience absolue de son lamentable état. C'est là une analogie de plus avec la rage, et nous ne saurions dire lequel des deux tableaux morbides est le plus triste à observer.

On ne constate, à l'autopsie, aucune lésion caractéristique du tétanos: ce qui donne, assurément, libre carrière aux théories et permet d'envisager comme infectieuse une maladie que l'école française rangeait, jusqu'à ce jour, au nombre des névroses.

Très rarement spontané, le tétanos apparaît, parfois, à la suite de blessures insignifiantes (extractions dentaires, piqûres de petites articulations). Ordinairement, il est causé par les plaies

contuses qui intéressent les éléments nerveux
(cerveau, moelle, gros troncs des plexus...). C'est
aussi de cette façon que l'on explique pourquoi
les plaies des pieds et des mains, régions si riche-
ment innervées, entraînent si fréquemment le
tétanos à leur suite.

La race nègre paraît prédisposée à cette maladie. Le ciel des tropiques et surtout la chaleur
sont des conditions favorables à son développement. A Cayenne, les deux tiers environ des
nouveau-nés succombent ainsi au tétanos, qui succède, chez eux, à la ligature du cordon ombilical.
On voit également, dans les pays chauds, sur les
bords de la mer, des épidémies tétaniques atteindre volontiers les nouvelles accouchées, —
ces blessées d'un genre spécial, — surtout quand
la fatigue, les impressions morales et les soins défectueux les prédisposent aux complications puer-
pérales.

Le tétanos était jadis très fréquent dans les armées, alors que les blessés militaires, malpro-
prement pansés, séjournaient quelquefois plusieurs jours sur les champs de bataille, ou encore
étaient empilés dans de froides églises, comme
cela eut lieu après les combats de Bautzen et
d'Iéna.

La théorie qui veut nous faire admettre l'origine spécifique et le pouvoir infecto-contagieux, microbien, transmissible, du tétanos, est une théorie récente. Lancée par des vétérinaires, elle a été recueillie et appuyée avec talent par M. Verneuil. Le cheval serait l'agent provocateur du tétanos, d'après cette théorie. Non contente de nous donner la morve (ce mal encore plus grave puisqu'il est *toujours mortel*), *la plus noble conquête* serait aussi la cause première de l'affection tétanique.

On a remarqué, depuis longtemps, du reste, que ce mal était particulièrement commun chez les solipèdes; on a constaté qu'il n'était pas rare à la suite des morsures de cheval, chez les palefreniers, gardes d'écurie, équarisseurs; qu'il sévissait davantage, dans l'armée, sur les cavaliers que sur les fantassins; enfin, qu'il était inconnu à Venise, où le cheval n'existe pas. A ce dernier argument, on peut opposer celui du docteur Labonne, le jeune et savant explorateur de l'Islande et des îles Feroë, qui a décrit la fréquence extrême du tétanos des nouveau-nés, dans des localités où n'a jamais paru cependant un seul représentant de la race chevaline. Enfin, on ne pourra véritablement donner à la théorie équine du tétanos son droit de domicile définitif dans la science, qu'après avoir isolé et réussi à inoculer l'élément infectieux spécifique de cette maladie.

En attendant, énumérons brièvement les mesures de traitement à instituer contre le tétanos. Il faut d'abord soigner attentivement toutes les blessures, si minimes qu'elles puissent être; en extraire les corps étrangers; laver, débrider, régulariser les plaies; sectionner les nerfs broyés, amputer au besoin les membres. Ensuite, on appliquera sur les plaies de bons pansements émollients et antiseptiques, ou mieux encore insensibilisateurs, comme le pansement à l'iodoforme, au salol, par exemple. On évitera aux blessés les refroidissements et la fatigue, les émotions tristes et dépressives. On les placera dans l'obscurité, en les entourant de calme et de silence absolu, à partir du moment où les premiers symptômes du *trismus* (constriction des mâchoires) se seront manifestés. Pour pouvoir alimenter le tétanique, on placera entre ses dents un coin de bois mou: on pourra avoir recours également à la sonde œsophagienne.

Parmi les innombrables traitements préconisés, et dont la seule abondance démontre éloquemment l'irrémédiable gravité du mal, on choisira, de préférence, l'opium et le chloral à hautes doses, et les sudorifiques (comme l'ammoniaque, le jaborandi, les bains des vapeur). Ambroise Paré guérit ainsi un blessé atteint de tétanos, en l'enterrant profondément dans du fumier chaud. Cette conduite de notre grand ancêtre serait aujourd'hui stigmatisée par les modernes partisans de la théorie équine, qui recommandent, au contraire, d'éviter aux blessés le contact de tout ce qui dépend du cheval ou lui appartient : le fumier et la terre cultivée elle-même seraient éminemment suspects de receler les germes de la maladie. A moins que, pourtant, le *similia similibus* ne fasse des siennes. L'avenir prononcera. Tout ce que nous pouvons dire, c'est que, si elle se confirmait, la théorie parasitaire du tétanos réaliserait un contact de plus de cette maladie avec la maladie de la rage, qui est, par excellence, le type de la toxo-névrose [1]. Les théories parasitaires ne changent que peu de chose, du reste, au fond même des questions. Autrefois, tout était alcali, phlogistique, esprits vitaux, cellules, que sais-je? Aujourd'hui, tout est microbe... Tant plus ça change, disait Gavarni, tant plus c'est la même chose!

1. Voir pour la *Rage* : Dʳ E. MONIN, *les Maladies épidémiques.*

CHAPITRE XI

Les névralgies. — Leurs signes caractéristiques. — Causes,
variétés et traitements divers des névralgies.

Si français, si euphonique que puisse être le
mot *névralgie*, il n'a point cent années d'âge :
introduit par Chaussier, en 1802, dans la langue
médicale, il a eu la fortune rapide de passer dans
le langage populaire et d'être adopté aussi par
les étrangers. On désigne habituellement sous le
nom de *névralgie* la douleur qui siège sur le
trajet des nerfs, spontanée et sans provocation.
C'est un genre de souffrance spécial, caractéristique, qui irrite profondément l'organisme : les
malades fournissent, pour cela, de nombreuses
victimes à l'hypocondrie; et le suicide même
n'est pas absolument rare chez les névralgiques.

Un mal sourd, continu, mais assez supportable,
que traversent, de temps à autre, des élance-

ments violents, *fulgura doloris*, éclairs de douleurs : voilà l'ordinaire esquisse de la névralgie.
Sa nature s'affirme plus nette par la présence de
points douloureux, déterminés anatomiquement
pour le praticien, suivant la région atteinte.

Les phénomènes douloureux intermittents ou
rémittents s'irradient et s'épuisent en général,
dans les ramuscules terminaux des nerfs; plus
rarement, ils remontent vers leurs troncs (*névrites
ascendantes*); parfois enfin, il arrive que la douleur lancinante s'épuise dans le foyer même où
elle s'était allumée.

On voit, troublés dans leur nutrition intime,
les organes placés sur le trajet des nerfs névral-
giés : la peau est rouge, insensible, quelquefois
siège d'éruptions; ses sécrétions sont troublées
ou s'exagèrent (sueurs et poils abondants dans la
sciatique ancienne; blanchissement et chute des
cheveux dans les névralgies du trijumeau). Le
territoire du nerf malade est animé d'une sorte
de fièvre locale : les artères battent avec force; les
muscles sont secoués de contractions involontaires; les larmes et la salive coulent (dans la
névralgie faciale), etc.

Souvent héréditaires, les accidents névralgiques
sont essentiellement soumis aux récidives, notamment chez les sujets âgés. Le froid et l'hu-

midité les exaspèrent; et c'est principalement au printemps et à l'automne, *dans les entre-deux saisonniers*, suivant le mot de Sydenham, — que l'on voit apparaître les souffrances des nerfs : *Frigus nervis inimicum*. (Hippocrate.)

La névralgie attaque, avec une évidente prédilection, les anémiques, les arthritiques (rhumatisants et goutteux), les paludiques (fièvres intermittentes) et les syphilitiques. Plus mobiles et moins aiguës peut-être, toutes ces névralgies, dites *diathésiques*, ne peuvent rendre les armes que devant une médication spécifique de la diathèse qui leur sert de support. Quant aux névralgies banales, *à frigore*, rares dans l'enfance, elles sont l'apanage des professions qui exposent aux courants d'air et aux refroidissements : cuisiniers, mécaniciens, cochers, médecins, etc.

Voici les névralgies les plus fréquentes : celle de la face ou *tic douloureux*, souvent liée à un mauvais état des dents : la névralgie *intercostale*, très commune dans la chloro-anémie ; la névralgie *lombo-abdominale*, douloureux et habituel reflet des lésions utérines du beau sexe ; la *sciatique*, dont les causes sont multiples et dont la cure est, parfois, très rebelle ; enfin, les névralgies *crurales* et *brachiales*, qui reconnaissent assez fréquem-

ment une contusion ou une compression comme
origines...

Avant de traiter toute névralgie, le praticien
a le devoir d'en débrouiller nettement les causes,
pour les évincer si faire se peut. On conçoit
qu'une sciatique due à la compression du nerf
par une tumeur ou par un gonflement osseux
sera justiciable d'un traitement tout autre que si
elle reconnaît la syphilis ou la goutte comme
causes probables. Une extraction dentaire oppor-
tune aura raison, pour toujours, de la plus terrible
névralgie faciale : et celle-ci peut guérir par
quelques doses de quinine, si le sujet a eu des
antécédents de *malaria*.

Pour le traitement général, il faut toujours
songer, d'abord, à l'anémie. Refaire du sang :
voilà le sûr moyen d'apaiser les nerfs. Le sang
est le roi des antispasmodiques; et lorsque les
nerfs crient, c'est, comme l'a dit Romberg, pour
implorer un sang plus généreux. De même que
les ferrugineux et les toniques seront prescrits
aux chlorotiques et aux anémiques, de même on
traitera l'arthritisme et la syphilis par les salicylates et les iodures alcalins; le paludisme par
la quinine, l'arsenic, l'iodure de fer et l'hydrothérapie. On n'oubliera point non plus que le
diabète, la grossesse, la grippe, la convalescence

des fièvres éruptives et des fièvres graves en général, peuvent être également reconnus parmi les causes de névralgies.

Les meilleurs calmants internes sont les opiacés, le chloral, les bromures. L'essence de térébenthine, en capsules, agit efficacement contre la sciatique. Dans les névralgies très douloureuses, nous prescrivons trois pilules composées chacune d'un quart de milligramme de nitrate d'aconitine et de 10 centigrammes de sulfate de quinine. Le malade en prend *une de deux en deux heures*, et tout paroxysme fulgurant s'éteint, d'ordinaire, à la deuxième pilule.

Il est bon de prescrire aussi aux névralgiques une hygiène particulière ; régime sévèrement dépourvu de tout excitant nerveux, tels que café, thé, alcool, tabac ; vie au grand air ; calme des passions, exercice régulier ; port habituel de flanelle et de vêtements chauds ; appartement sec tourné au midi ; éviter les climats maritime et insulaire, etc.

Parmi les sédatifs et révulsifs locaux, nous ne saurions citer les innombrables liniments, excitants ou calmants, à base de térébenthine, ammoniaque, alcool, chloroforme, opium, belladone, jusquiame, etc. ; le sulfure de carbone et le chlorure de méthyle, actuellement à la mode (pour

combien de temps encore?); les pointes de feu, piqûres de morphine, applications électriques et
métalliques; les bains sulfureux et les étuves, les
douches froides et écossaises, etc., etc.

Dans les accès douloureux, il ne faut jamais
omettre d'immobiliser, autant que possible, les
parties qui souffrent. Il faut savoir aussi que, parfois, une énergique pression calme momentanément la douleur, surtout si l'on exerce cette pression entre le cerveau et le foyer névralgique :
alors, la conductibilité du nerf est, en quelque
sorte, enrayée et suspendue, et la sensation douloureuse n'arrive plus jusqu'au récepteur cérébral
ayant fonction de la percevoir.

Certaines névralgies sont réfractaires aux traitements médicamenteux les plus divers et les
mieux dirigés. On pourra, dans ces cas rebelles,
recourir à la chirurgie, pour la section ou l'*élon-
gation* du nerf incriminé : cette dernière opération, quoique récente et d'origine germanique,
est loin, toutefois, d'avoir répondu à ses pro-
messes brillantes du début. Elle perd actuellement du terrain chez les praticiens, quoique la
suspension, récemment préconisée par Motchu-
kowsky chez les ataxiques, ne soit, en somme,
qu'une forme particulière de la méthode élonga-
gatrice des nerfs.

N'oublions pas, enfin, les rapports qui existent entre les deux familles névropathique et arthritique : « Leur arbres sont voisins; ils communiquent par des racines, et ont des relations tellement intimes qu'on peut se demander si ce n'est point le même arbre. » (Charcot.)

CHAPITRE XII

Les dégénérés.—L'hérédité et la folie.—Impulsifs et obsédés.—
Folie du doute. — Tics. — Automatisme et imbécillité morale. — Les excentriques. — Les génies. — Les pessimistes.

L'hérédité est la cause la plus fréquente (certains auteurs disent même *la seule cause* indiscutable) de la folie. « C'est dans l'étude des
influences héréditaires, a dit Morel, qu'il faut chercher la solution de la plupart des problèmes de la
pathologie mentale. » Quatre-vingt-dix-neuf fois
sur cent, on peut toucher du doigt ces influences.
Mais le plus souvent (il faut bien le dire) elles ne
s'opèrent que par des transitions insensibles
(*natura non facit saltus*), par une sorte de déchéance progressive. Ainsi, la dynastie des Césars
est graduellement entraînée vers la folie et la
mort : on peut suivre les progrès de cette dégé-

nérescence, depuis Auguste jusqu'à Héliogabale, en passant par Caligula et par Néron...

D'après Magnan et Saury, les *héréditaires* comprennent trois types principaux, qui sont, par ordre de gravité : l'*idiot*, automate inconscient, complètement fermé à la vie intellectuelle ; l'*imbécile*, ouvert à certaines conceptions, mais être impulsif, incapable d'abstraction ou d'association d'idées. Enfin, le *dégénéré*, qui peut se définir : un être inégal, mal équilibré, essentiellement instinctif, pouvant jouir, parfois, des facultés les plus brillantes, mais absolument dépourvu de pondération morale. C'est dans cette classe si importante d'héréditaires, que l'on recrute ces enfants violents, indisciplinés, menteurs, remplis d'une perversité étrangement précoce ; ces jeunes gens originaux, irrésolus, excentriques et fantasques, véritables candidats à la folie !

Dès l'enfance, les dégénérés se mettent, en effet, déjà, en hostilité ouverte avec la société. Ce sont de vrais *imbéciles moraux* (Maudsley) aussi proches du crime que de la folie. Leur raison semble à tous normale, mais leur sensibilité est délirante. Ils persécutent littéralement leur entourage, sur lequel ils répandent, comme à plaisir, invectives, injures et calomnies. Ils se livrent, à l'égard de femmes qui ne leur en ont

CHAPITRE XII

Les dégénérés.—L'hérédité et la folie.—Impulsifs et obsédés.—
Folie du doute. — Tics. — Automatisme et imbécillité morale. — Les excentriques. — Les génies. — Les pessimistes.

L'hérédité est la cause la plus fréquente (certains auteurs disent même *la seule cause* indiscutable) de la folie. « C'est dans l'étude des
influences héréditaires, a dit Morel, qu'il faut chercher la solution de la plupart des problèmes de la
pathologie mentale. » Quatre-vingt-dix-neuf fois
sur cent, on peut toucher du doigt ces influences.
Mais le plus souvent (il faut bien le dire) elles ne
s'opèrent que par des transitions insensibles
(*natura non facit saltus*), par une sorte de déchéance progressive. Ainsi, la dynastie des Césars
est graduellement entraînée vers la folie et la
mort : on peut suivre les progrès de cette dégé-

jamais, en marchant, son pied à angle droit avec les points de jonction des pavés ! Les *pourquoi* et les *comment,* volontiers, assaillent l'esprit de ces malheureux. Pourquoi les arbres sont-ils verts? les pantalons des soldats, rouges? les mariées vêtues de blanc? les veuves, de noir? etc., etc. Ils ont la peur des espaces vides; ils redoutent de traverser une place publique, d'être renfermés dans un wagon, etc.

La volonté est, chez les dégénérés, assez souvent malade. Souvent aussi, les sujets sont en proie à cette *folie du doute avec délire du toucher,* dont nous allons parler et que Ball a ingénieusement comparée à une sorte de *prurit cérébral* continu. Ils passent leur existence dans une angoisse pénible et dans des transes sans fin. Quelques-uns recherchent anxieusement un chiffre ou un nom. Un malade dit à Legrand du Saulle, au moment de le quitter : « Vous avez 44 volumes sur votre table, et vous portez un gilet à 7 boutons! Excusez-moi, c'est involontaire : il faut que je compte, que j'additionne! » Un autre lit dans un journal qu'une petite fille est tombée dans un égout. Au milieu de la nuit, il cherche à se rappeler le nom de la victime; il n'y parvient pas, cherche à dormir, mais en vain; il est obsédé, se tourne et se retourne fiévreux, s'assied, réveille

sa femme, gémit, etc. Tout d'un coup, il saute
de son lit, couvert d'une sueur froide, la poitrine serrée: il se lamente, se désole, anxieux,
jusqu'au moment où l'on peut lui apporter un
journal, où il lit : *Georgette.* Il est, immédiatement, soulagé et guéri...., jusqu'à ce que ses obsessions le reprennent!

Parfois, c'est un air de musique, une physionomie, que le malade s'efforce en vain, au milieu
des recherches les plus angoissantes, de rappeler
à son souvenir. Chez un autre, c'est l'idée de l'*infini* qui amènera des terreurs mélancoliques in-
surmontables. Certains héréditaires offrent une
tendance à crier ou à aboyer, sans aucun motif;
d'autres, atteints de *coprolalie,* ont la manie de
proférer, à propos de tout, des mots obscènes.
Souvent les dégénérés présentent des *tics,* sortes
de mouvements brusques et involontaires ou
d'exclamations ordurières irrésistibles, qui sont
autant de stigmates de la déséquilibration héréditaire des centres nerveux. Ils présentent aussi
de bizarres maladies de la mémoire. On cite,
comme exemples célèbres d'*amnésie,* Linné et
Beethoven, qui écoutaient leurs œuvres sans les
reconnaître, et en enviaient les auteurs inconnus.

D'autres fois, jouets d'étranges obsessions,
d'une ténacité particulière, les dégénérés crai-

gnent que l'emploi de certains vocables ne leur
porte malheur. On constate, enfin, chez ces malades, une foule de manies instinctives : impulsions suicide et homicide, manies de la boisson,
de l'incendie ; perversions et aberrations sexuelles
les plus variées...

Tous les actes du dégénéré présentent le caractère instinctif, irrésistible. C'est ainsi que
l'illustre Morel cite un mari de quarante ans,
occupant une haute position sociale, et désespéré
d'une idée terrible, d'une « tentation infernale »
qui le torture sans cesse : étrangler sa femme
quand elle dort à côté de lui. Il relate aussi le cas
célèbre de cette nourrice, suppliant sa maîtresse
de ne pas la laisser seule avec l'enfant ; car toutes
les fois qu'elle voit la blancheur de ses chairs,
une force invincible la pousse à l'éventrer! Cet
automatisme irréfléchi est souvent limité à un
acte unique. Marc a connu un médecin dont la
manie consistait à voler des couverts, et ne s'é-
tendait pas à la soustraction d'autres objets. Une
mère désire égorger son enfant, et son horrible
envie ne va pas jusqu'aux enfants du voisin ! Les
érotiques, les exhibitionnistes, les individus à sens
sexuel contraire, sont également des dégénérés,
capables des actes inconscients les plus étranges
et les plus variés...

Lorsqu'un dégénéré délire, c'est parfois sous l'influence de causes insignifiantes. Le délire est irrégulier, sans forme précise. Il offre des paroxysmes et des alternatives. L'alcool a, vous le savez, lecteurs, une action terrible sur les dégénérés. Il fait éclater facilement le délire qui dort dans un coin de leur cerveau : les plus légers excès font naître chez eux des troubles maniaques avec impulsions caractéristiques. Comme les imbéciles, les dégénérés sont très sensibles aux spiritueux : ce sont, au premier chef, des *alcoolisables.*

Lamarck avait déjà constaté ce caractère émotif, *phrénopathique,* comme il le disait, chez les singuliers produits des alliances de noblesse, qui fournissent, on le sait (ainsi que les juifs et pour la même cause d'insuffisant croisement), un contingent énorme d'aliénés et de dégénérés mentaux. Ce sont des sujets plus ou moins névrosés, présentant des altérations maladives du moral, des troubles de la sensibilité, des lésions des sentiments et des penchants, des alternatives d'expansion et de dépression, d'agitation et de torpeur. Souvent, ces symptômes précèdent ou annoncent la folie définitive. Aux actes étranges, aux perversions mentales indéterminées, aux idées de découragement et de suicide, succèdent bientôt les signes éclatants de la démence confirmée : manie ambitieuse, délire des persécutions, monomanies diverses, folie religieuse, peur des espaces, folie du doute, impulsions homicides, etc., et toutes les innombrables variétés de ce Protée morbide qui a nom l'aliénation mentale.

L'histoire de la folie est dominée, en résumé, par celle de l'hérédité nerveuse, qui est son facteur principal, sinon unique. On voit des dégénérés tourmentés, dès leur tendre enfance, par les obsessions, la folie du doute, la crainte des objets luisants ou piquants, la peur des espaces, les impulsions diverses au vol, à l'incendie et au suicide, etc. Sur les sujets prédisposés, la contagion nerveuse et la tendance à l'imitation des idées délirantes est très fréquente, surtout s'il s'agit d'un délire triste, comme celui des persécutions, par exemple.

Rien de plus bariolé que ce riche bataillon contemporain des excentriques ; rien de plus peuplé que cette galerie des *névrosés*, dans laquelle Moreau (de Tours) faisait figurer tous ceux que V. Hugo appelle des « phares » et qu'il appelle, lui, des *malades* : Socrate, Brutus, Charlemagne, Richelieu, Haydn, Buffon, Beethoven et V. Hugo lui-même, — tous plus ou moins détraqués... Hélas ! maintenant, la pauvre humanité devra, de par la science, se montrer moins fière de ses grands hommes! Moreau (de Tours) nous rappelle que César et Pierre le Grand étaient épileptiques, ainsi que Mahomet; Cromwell et Richelieu, aliénés; le grand Condé, impulsif et amoureux fou de sa sœur; les illustres saints, Jeanne d'Arc, Luther, Socrate, Pascal, hallucinés; Descartes, J.-J. Rousseau, Condillac, Saint-Simon, Gœthe [1], Walter Scott, Hegel, Auguste Comte, Zimmermann, Haller, Newton, Linné, le Tasse, Swift, lord Byron, Mozart, Schumann, Chopin, etc., etc., plus ou moins fous, obsédés, excentriques, hypocondriaques. Le génie, aussi souvent que le crime, nous apparaît, scientifiquement, comme le dérivé de la névropathie héréditaire et de la dégénérescence mentale. Or, qu'est-ce que les névropathes, sinon les surnuméraires obligés de l'aliénation, ainsi que les définissait Legrand du Saulle? Une fois la virginité cérébrale perdue, la folie confirmée n'est pas loin de la mentalité humaine, où la dégénérescence a déjà marqué, d'une empreinte indélébile, son stigmate ancestral.

Dans sa célèbre étude *sur le démon de Socrate*, Lélut a démontré que *les sages ont toujours eu*

1. Gœthe était le jouet fréquent de ce phénomène appelé *dédoublement de la personnalité.*

une idée fixe. La célèbre réponse de Newton : « En y pensant toujours, » la définition non moins célèbre du *génie* par Buffon, disent, en somme, exactement la même chose. Le récent livre de E. Lesigne sur Jeanne « la bonne Lorraine », démontre aussi la fixité des hallucinations extatiques de cette sainte pucelle, qui sauva la patrie, grâce à sa courageuse monomanie et à sa déséquilibration mentale admirable.

Un fou ne serait ainsi, d'après Moreau (de Tours), qu'un homme de génie manqué.

Quant aux névropathes, ils se nomment aujourd'hui légion : ceux qui ont *mal à la vie* nous représentent même comme la caractéristique du siècle présent, où la sensibilité se pervertit, où la volonté s'affaisse peu à peu. Les déplacements de milieux qu'a entraînés la Révolution ; le cosmopolitisme dû aux communications faciles ; l'abus des idées générales et de la science, qui consomme le naufrage de l'idéal et de la vie morale ; la crise que traversent les religions : voilà les causes intellectuelles les plus palpables du pessimisme contemporain, de cette crise de spleen qui secoue les meilleurs d'entre nous. Pour expliquer, maintenant, la vulgarisation de ce triste état mental, nous croyons peu à l'influence de Schopenhauer, dans notre pays, du moins. Ce siècle n'a-t-il pas

commencé avec Chateaubriand, qui *bâilla sa vie*, et
remorqua péniblement son ennui avec ses jours,
portant constamment, comme il le disait, son
cœur en écharpe? Quoi d'étonnant qu'il se continue avec Pétrus Borel et Baudelaire, pour finir
avec Bourget et Verlaine, l'auteur de ces aimables
vers :

> D'ailleurs, en ce temps léthargique,
> Sans gaîté comme sans remords,
> Le seul rire encore logique
> Est celui des têtes de morts!

Comme le dit excellemment un jeune maître en
psychiatrie, le docteur Ch. Féré : *La folie commence avec la sensation fausse*, croyance qui sert
bientôt de fondement à des interprétations fausses,
à des délusions, à des idées fixes, à des obsessions.
On n'a jamais tant de choses à dire que lorsqu'on
part de faux principes; l'erreur du départ occa-
sionne souvent les déraillements.

CHAPITRE XIII

Causes prédisposantes et déterminantes de la folie. — Influence des événements et de la façon de vivre, de l'âge, du sexe, de la profession, etc., sur la genèse de la folie.

Existe-t-il donc, ce que Maudsley nommait le « tempérament lunatique », annonçant la prédisposition à la folie ? Il est certain qu'un tremblement nerveux, des spasmes, des tics, l'amaigrissement général, et surtout l'insomnie, prodrome d'une grande valeur (qu'il soit ou non accompagné de rêves étranges, de cauchemars, d'hallucinations ou de somnambulisme); il est certain, disons-nous, que ces divers symptômes précèdent, souvent de loin, l'aliénation mentale. Ajoutons-y le caractère triste, bizarre, personnel, et un état particulier de la peau, qui est sèche et souvent fébrile.

La folie éclate au printemps et surtout en été.

6

L'action du soleil frappe d'aliénation les cultiva-
teurs et, en Algérie, les soldats : ordinairement,
ses victimes sont des sujets robustes, ardents et
impressionnables, et la guérison s'opère assez
souvent, dans ces cas-là, non toutefois sans peine
et sans rechutes.

La folie n'épargne aucune profession : elle
frappe le paysan et l'artiste, le riche et le pauvre,
le soldat et le civil. Notre savant confrère, le
docteur Charpentier, a essayé, à la Société médico-psychologique, d'esquisser, à ce sujet, une
étude des influences professionnelles. Il forme
bien un groupe avec les professions toxiques,
où rentrent facilement les folies causées par
le plomb, l'arsenic, le phosphore, le mercure,
l'oxyde de carbone, la nitrobenzine, etc. Il forme
un autre groupe avec les professions qui exposent à des troubles physiques : excès de froid,
de chaleur, d'humidité, transitions brusques de
température, trop ou trop peu de lumière, etc.
Mais il lui est difficile de créer d'autres groupes
naturels où rentreraient sans forcer le cadre :
les professions sédentaires, retentissant sur le
cerveau par l'intermédiaire de maladies consti-
tutionnelles ou diathésiques ; les professions qui
entraînent des attitudes vicieuses de la tête,
telles que celles d'écrivain, d'horloger, de vio-

loniste (ces artistes sont la proie de vertiges continuels) ; enfin les professions supprimant le sommeil, abrégeant ou troublant les repas, etc. [1].

Il est presque banal d'incriminer les grandes
villes, et la vie moderne avec ses ambitions constantes, ses déboires fréquents, sa continuelle
agitation. Il est certain que ce sont là des causes
puissantes d'aliénation mentale. Les diverses
crises politiques et sociales sont aussi invoquées
d'une façon banale comme facteurs de la folie. Il
en est de même aussi des grandes crises scientifiques. C'est ainsi qu'on peut contempler actuellement, dans les maisons de santé, un certain
nombre de malades en proie au délire du microbe,
à la *bactériomanie*, à la terreur de l'électricité ou
de l'hypnotisme. Toutes ces questions, de même
que la guerre et les émeutes, n'ont, d'ailleurs,
d'influence que sur les prédisposés. Mais elles
causent au moins autant de désastres mentaux
que l'Année terrible avec toutes ses horreurs. Une
catégorie de fous éprouva toutefois, en 1870-71,
une notable augmentation : les *inventeurs,* qui se
montrèrent très nombreux jusqu'à la Commune.
Ils passaient souvent du cabinet de Trochu au
bureau d'admission de l'asile Sainte-Anne.

1. Voir Dr E. Monin : *l'Hygiène du travail.*

Nous devons peut-être faire notre deuil de la
fameuse et classique *folie obsidionale*. Mais ce
qu'il nous faut admettre, sans conteste, c'est
l'influence marquée que le siège de Paris a eue
sur la descendance des Parisiens. L'opinion
populaire au sujet des « enfants du siège » n'est
pas une légende. Sur 92 enfants conçus à cette
époque singulièrement troublée, 60 ont présenté
des lésions intellectuelles, affectives et morales.
A cette dégénérescence psychique s'ajoute, d'ailleurs, presque toujours, l'état corporel chétif et
malingre. Les enfants du siège sont bien les
dignes produits de l'inanition, de l'excitation
mentale et surtout de l'alcoolisme, dont les tristes
effets sont centuplés (nos lecteurs le savent) par
la misère et les privations alimentaires [1].

Les causes de la folie sont si multiples qu'elles
sont presque impossibles à classifier. Mais l'hérédité joue un très grand rôle dans son développement. Nous avons vu, tout à l'heure, qu'il
existe une dégénérescence morale comme il y a
la dégénérescence physique. Les descendants
d'aliénés, de sourds-muets, d'apoplectiques (de
cérébraux, en un mot) et de *névropathes*, deviennent souvent des fous. L'aliénation mentale est

_____

1. Voir notre volume sur l'*Alcoolisme*.

parfois causée aussi par des anomalies congé-
nitales de l'organisme, et surtout par les vices de
conformation du côté de l'appareil sexuel (cryp-
torchidie, hermaphrodisme, etc.). Il est fréquent
de voir le moral s'affecter, chez ces disgraciés de
la nature, et leur intelligence sombrer peu à peu,
obsédée d'ennuis et de dégoûts. Le docteur
Raffegeau, ancien interne de Charenton, en cite,
dans sa thèse, les plus curieux exemples. Les
infirmes dont nous parlons sont souvent, d'ailleurs, des dégénérés, ayant pour ancêtres des
alcooliques, des aliénés, des épileptiques. Quoi
d'étonnant à ce qu'ils aient des troubles psychiques ? Les aliénés cessent de se reproduire au
bout de quelques générations, et avant d'éteindre
leur race maudite, ils donnent volontiers naissance à des enfants partiellement privés des
organes de la reproduction.

L'ennui, qui règne épidémiquement en Angleterre sous le nom de *spleen*, et dans certains
ordres religieux où le langage est interdit ; l'ennui, lorsqu'il n'entraîne pas le suicide, mène
souvent à la folie lypémaniaque [1].

Dans la vie de la femme, la grossesse, l'allai-
tement, la rétention menstruelle sont souvent

1. Voir notre étude sur le *Suicide* in *Propos du docteur*.

causes de troubles mentaux. Brière de Boismont rapporte l'histoire d'une jeune aliénée, plongée depuis plusieurs années dans le délire le plus grand, et qui, sentant ses règles couler, s'écria à l'instant : « Maman, je suis guérie ! » et le fut en effet. Notre cher collègue Paul Moreau (de Tours) a aussi décrit la folie *post-connubiale,* causée assez souvent chez la femme par les émotions de la première nuit de noces.

Pour ne pas prolonger outre mesure ce chapitre déjà long, énumérons à la hâte les autres causes les plus fréquentes de la folie. Ce sont : l'inconduite habituelle, les excès vénériens (fréquence de la folie chez les prostituées), la peur violente (accidents de chemins de fer), les inquiétudes vives, les chagrins prolongés, le travail cérébral exagéré, les privations, le désœuvrement, la misère, la vie accidentée de commotions morales, semée tour à tour de plaisirs vifs et d'ennuis violents, les pertes d'argent, surtout au jeu, les peines d'amour, les chagrins domestiques, etc. Ajoutons enfin les maladies chroniques, et particulièrement la phtisie. Chacun connaît les derniers moments de certains phtisiques. Ils entrent dans l'agonie avec un délire gai, que l'on a nommé le délire *euphorique* (délire de la bonne santé, *en grec*), et forment, aux portes mêmes de la tombe, les plus riants projets d'avenir.

Mais ce sont les maladies abdominales qui se compliquent toujours le plus volontiers de folie *sympathique :* c'est ainsi qu'on voit parfois les plus minimes lésions du tube digestif et des organes sexuels porter leurs effets sur le cerveau. (Voir chap. XXVII : *l'Hypocondrie.*)

Certaines névroses se transforment souvent en folie. Exemples : l'épilepsie, l'hystérie, l'hypocondrie. Les fièvres graves et les accidents convulsifs de l'enfance, les chutes et les coups sur la tête, figurent aussi parmi les causes de la folie. Aux poisons intellectuels cités plus haut, ajoutons le haschisch, la morphine, le seigle altéré (folie par l'ergot), le maïs altéré (folie pellagreuse), les effluves telluriques ou palustres (crétinisme, folie paludique, *calenture*), etc.

CHAPITRE XIV

Passions et nervosisme. — Caractères et émotions. — Anémie et congestion. — Réciproque influence du physique et du moral. — Exemple des irascibles. — Tableau morbide de la colère.

On peut définir scientifiquement le caractère : l'ensemble des réactions morales que fournissent, d'habitude, la sensibilité et la volonté de chacun. Égoïsme ou altruisme, apathie ou expansion, pessimisme ou optimisme ; telles sont les formules auxquelles il est possible de réduire les individualités affectives les plus tranchées. Elles correspondent aux deux tempéraments, les seuls indiscutés, de l'ancienne médecine : le tempérament lymphatique ou passif, le tempérament sanguin ou actif.

Loin de nous la pensée de vouloir, après Cabanis, Descuret et tant d'illustres penseurs, entreprendre même l'ébauche des rapports du physique et du moral. Ce que nous voulons faire toucher du doigt, c'est, d'abord, la manière dont un grand nombre d'états morbides retentissent sur le caractère. Les maladies de l'estomac et de l'intestin, qui entraînent si communément la mélancolie et l'hypocondrie, nous fournissent un exemple familier de cette loi physiologique. Comme corollaire, nous pensons que l'éducation du caractère ne saurait être menée à bien que chez les sujets doués d'un parfait équilibre de la santé physique.

Toutefois, l'influence des passions et des émotions nerveuses sur cette dernière n'est pas moins certaine et palpable. Le moral et le physique font, ainsi, un perpétuel échange de bons et mauvais procédés. On conçoit aisément qu'une excitation nerveuse fréquente, par l'irritation chronique des cellules cérébrales ou, si l'on veut, par l'afflux sanguin répété, qu'elle sollicite dans les mêmes territoires des circonvolutions encéphaliques, modifie, à la longue, la sensibilité générale. Or, n'oublions pas que le système nerveux est le cocher de l'organisme animal, et que c'est à lui qu'il faut rapporter tout le bien et le mal que les philosophes ont dit de l'âme.

Nos lecteurs connaissent les excitations nerveuses que détermine une activité cérébrale exagérée ; de même, personne n'ignore les phénomènes de dépression que les préoccupations et les
chagrins emportent à leur croupe. Le mécanisme
de tous ces états nerveux se résume souvent dans
la plus ou moins forte quantité d'apport sanguin
aux cellules qui président à nos actes mentaux.
C'est ainsi qu'à l'anémie cérébrale on peut rapporter, avec raison, les phénomènes extatiques et
hallucinatoires étranges, qu'éprouvent les ascè-
tes et les illuminés religieux, Inversement, l'état
congestif du cerveau produit, au milieu des plus
incohérentes rêveries, une excitation intellectuelle voisine parfois de l'aliénation.

Il est donc possible de considérer les graduelles
et inconscientes modifications mentales, semées
par nos passions le long de nos hémisphères cérébraux, comme dues à des réactions automatiques de cellules nerveuses habituellement im-
pressionnées dans un sens déterminé. Si l'on
songe, en effet, qu'une terreur excessive, une soudaine angoisse, sont capables d'arrêter le cœur,
de suspendre la respiration, de causer même la
canitie soudaine de la chevelure ; lorsqu'on voit
le chagrin faire le lit au cancer et aux anévrismes ;
la jalousie causer la jaunisse, etc., etc., on com-

prend très bien comment les passions peuvent
faire naître l'hystérie, la manie, l'épilepsie et les
divers délires, chez des sujets marqués, plus ou
moins, d'avance, par le stigmate ancestral de l'hérédité nerveuse. Est-il une névrose possédant,
plus que l'épilepsie, sa physionomie propre? Et
pourtant, quel est le médecin qui nie l'action puissante de la frayeur (tentative d'assassinat, vue
d'un cadavre, etc.) sur la production de la terrible
névrose comitiale? L'illustre Morel, le Darwin de
l'aliénation, a eu beau démontrer la part immense
qu'il faut faire à l'hérédité, cause des causes, dans
la genèse des affections névromentales : toujours
on a invoqué et toujours on invoquera l'ictus
passionnel, pour expliquer certaines psychoses,
et notamment les nombreux cas de névropathies
indéterminées et de folie avec conscience. On reconnaîtra aussi que les caractères infusent même
aux monomanies quelque peu de leur essence
particulière.

Une des passions qui touchent de plus près à
l'empire des fous, c'est la colère, que Thomas
d'Aquin définissait une maladie aiguë, violente
et impérieuse de l'âme. S'il n'est pas absolument
exact, au sens scientifique du mot, que la colère
soit un accès de délire furieux (*ira furor brevis*,
Sénèque), il est certain que la fureur est la colère

du maniaque, suivant la définition de Marcé.

Certaines races sont prédisposées à la colère.
Les Anglais sont classiques à cet égard : Nelson
et Byron étaient d'une irascibilité légendaire.
Napoléon également : mais il avait l'excuse de
son tempérament bilieux. C'est peut-être pour cela
que la colère entraîne si fréquemment la jaunisse
(ictère émotif). Ce fait est connu depuis bien longtemps, puisque la Bible, après avoir, dans son
livre des *Proverbes*, comparé la femme irascible
à un toit dont l'eau dégoutte sans trêve, dit que
sa physionomie évoque l'aspect d'*un vieux sac
jaune verdâtre*.

Certaines professions sont prédisposées à la
colère : les artistes, les poètes (*genus irritabile*...)
les théologiens (*tant de fiel entre-t-il...?*), dont
Luther a décrit le *rabies theologica;* les politiciens
de profession : Robespierre, Gambetta... Tout ce
qui surexcite la circulation cérébrale : les grands
froids, les chaleurs excessives, la faim, l'ivrognerie... poussent à la colère.

Les irascibles se reconnaissent dès leur jeunesse : ils ont facilement des accès de fièvre et
des hémorragies. Les purgatifs drastiques et les
alcalins leur sont favorables. Dès que l'irascibilité
se manifeste, il faut qu'une éducation intelligente
s'empresse d'y mettre un frein : sinon les colères

se transforment, peu à peu, en obsessions et fureurs sans motifs, par une sorte d'exagération vibratoire transmise à toutes les cellules cérébrales. Soignons donc les colères des jeunes gens, si nous ne voulons pas voir leur raison sombrer peu à peu, et la déséquilibration mentale survenir chez les irascibles. Si l'on songe, en effet, que, d'après les belles expériences de Charles Féré, la pression artérielle cérébrale augmente de plus d'un quart pendant l'accès de colère, pour retomber, après la crise, au-dessous de sa normale habituelle, on jugera bien que des oscillations *hémostatiques* de cette nature ne sauraient être favorables à la santé, si fragile, de la substance cérébrale !

Bien plus, l'accès lui-même peut engendrer, d'un seul coup, des accidents morbides fort graves. On a vu se produire ainsi, maintes fois, la danse de Saint-Guy et la paralysie agitante. Brieger a observé, en 1881, une affection grave de la moelle épinière ayant évidemment succédé à un violent accès de colère. La mort elle-même est possible, à la faveur d'une foudroyante apoplexie ou d'une rupture musculaire du cœur : Sylla, Valentinien, Nerva, Isabeau de Bavière, Wenceslas, etc., ont succombé de cette manière. Enfin, l'accès de colère amène, dans les sécrétions

7

et les humeurs de l'économie, des troubles encore
peu définis, mais profondément marqués, puisqu'on a vu le lait de nourrices irascibles acquérir
momentanément des propriétés toxiques pour leur
nourrisson. De même, le venin de la vipère et le
virus de la rage semblent plus dangereux quand
les animaux sont irrités.

Le sujet perdant la mesure et la lucidité de ses
actes, tous les crimes demeurent possibles pendant un accès de colère; et chacun peut, comme
le grand Alexandre, tuer son ami Clitus. A moins,
pourtant, de suivre le conseil d'Aristote, qui est
d'arrêter toujours l'ennemi sur la frontière, c'est-
à-dire *de ne jamais être l'homme du premier mouvement*. Autrement dit, faisons, avec un soin
attentif, l'éducation permanente de notre volonté,
et soumettons, en même temps, à des règles sages,
notre imagination, ce poumon de l'âme, dont
parle Feuchtersleben, pour l'empêcher de devenir
la *folle du logis* et de semer alors le trouble dans
notre économie déséquilibrée.

CHAPITRE XV

On peut mourir de peur. La *Lancet* de Londres
citait dernièrement le cas d'une jeune femme
morte ainsi à la suite d'une ingestion de poudre
insecticide inoffensive, qu'elle croyait mortelle.
On cite aussi le fait de ce condamné auquel on
avait bandé les yeux en simulant sur lui une
saignée abondante; celui d'un portier de collège
sur lequel on avait mis en scène, d'une manière
analogue, un semblant de décapitation. C'est par
une sorte de syncope, d'arrêt subit du cœur, que
certains sujets restent cloués au sol, paralysés,
privés de sentiment, sous l'influence de ce phénomène bizarre, qui glace, comme le disent les
poètes, tout le sang dans les veines.

Le professeur Mosso (de Turin) est celui qui a le mieux décrit les phénomènes de la peur. Rien n'est plus attachant, plus poétiquement pensé, plus vivement écrit, que sa fine et profonde étude psycho-physiologique ; nous la proposons aux vulgarisateurs de la science comme un véritable modèle et comme un chef-d'œuvre d'exposition scientifique à la portée des gens du monde[1].

Ce n'est pas chose absolument commode, que de débrouiller les causes intimes de la peur et de ses divers symptômes : pâleur, agitation fébrile, décomposition du visage, battements précipités du cœur, tremblement général, etc. Il faut, pour cela, aborder l'étude si difficile des centres nerveux, pénétrer le fonctionnement du cerveau et l'action de la moelle épinière, etc.

Il y a, dans le phénomène de la peur, un côté automatique et inconscient que l'on ne saurait nier. Pline dit que, sur vingt gladiateurs, dix-huit baisseront les paupières si, à l'improviste, on leur fait un geste de menace. Eh bien ! les palpitations, l'oppression, le cri, le tremblement, la pâleur, la fuite, et tous les phénomènes caractéristiques de la peur, ne sont autre chose, à vrai dire, que des mouvements réflexes. La pâleur du visage résulte

1. *La Peur*, traduction de F. Hément (Alcan, éd.).

de la contraction des vaisseaux capillaires : si les émotions ne changent pas la couleur des joues chez le vieillard, cela tient à ce que l'élasticité des parois vasculaires a disparu avec l'âge. Dans la peur, les extrémités se glacent, parce que le sang quitte les membres pour affluer au cœur : le proverbe : *Main froide, cœur chaud*, est, physiologiquement, des plus justes. Cet afflux du sang au cœur entraîne avec lui, naturellement, des palpitations. La respiration, dans les émotions, est désordonnée et haletante. D'abord suspendue, elle devient ensuite profonde et précipitée. Un enfant tombe ; il pousse un cri, puis il reste silencieux, la respiration étant suspendue ; quelques secondes après, il pleurera bruyamment...

Le tremblement, dans la peur, est un phénomène destiné, d'après Mantegazza, à réchauffer le sang, qui tend à se refroidir. Mosso a vu fusiller un brigand calabrais qui tremblait si fort, de terreur, que ses muscles ressemblaient à une gélatine molle et flottante. Il cite aussi les cas de jeunes filles timides qui, dans une soirée, renversent tous les liquides qu'elles sont chargées de verser ; et celui d'un homme du monde forcé de renoncer à la danse, parce que ses jambes se dérobaient sous lui pendant cet exercice. Si l'amour ou l'action d'implorer la pitié nous font tomber à

genoux, n'est-ce pas que le tremblement nous y
oblige?

Parfois, sous l'influence d'une vive crainte, la
pupille se dilate et l'acuité visuelle diminue singulièrement. L'iris est un fidèle miroir pour toutes
nos émotions. Dans la frayeur, quand tous les
vaisseaux de la peau sont contractés, on voit,
également, apparaître une sueur froide; la vessie
et l'intestin se contractent. Voltaire n'a-t-il pas
décrit longuement l'influence d'un boulet de
canon sur une selle? Les muscles de la peau se
contractent aussi alors, et produisent la *chair de
poule,* le hérissement des poils. Ces phénomènes
n'apparaissent, d'ailleurs, que dans les degrés
extrêmes de la peur.

Mosso applique à l'éducation, dans un chapitre
spécial, les données physiologiques qu'il a expo-
sées : « Celui, dit-il, qui élève un enfant, en
représente le cerveau. Tout ce qu'il lui dira de
laid, d'effrayant, d'épouvantable, ce sont autant
d'épines qu'il lui laisse dans les chairs et qui le
blesseront toute sa vie. L'appréhension, la crainte,
les frayeurs, restent pour toujours fixées dans la
mémoire, comme un lierre fatal entortillé autour
de la raison. » On ne saurait donc réagir avec trop
d'énergie contre ces histoires de revenants, de
sorciers, de loups-garous et de croquemitaines,

imaginées par les mères, les nourrices et les
bonnes d'enfant. Ces contes terrorisent l'imagination si vibrante du petit être, qui s'épouvante
de tout ce qu'il ignore. Les songes les plus creux
tourmentent et terrifient son cerveau si fragile.
L'épouvante qui en résulte est parfois assez vive
pour créer de toutes pièces cette redoutable névrose qu'on nomme l'épilepsie. Semblable aven-
ture arriva à un musicien anglais, Britton, à la
suite de la sinistre plaisanterie d'un ventriloque
qui prétendit lui annoncer sa dernière heure.

Cela ne saurait nous étonner, si l'on songe que
la peur est capable, chez l'adulte même le plus
intrépide (sur le champ de bataille ou dans un
duel, par exemple) de produire la paralysie complète. On voit même cette paralysie occuper
d'emblée le cœur et causer la mort. C'est ainsi
que les vieillards succombent aux émotions vives.
On voit des condamnés tomber morts quand on
leur annonce leur exécution. Le chirurgien Porta
voyant un sujet succomber au cours d'une opération, jeta par terre ses instruments en criant
au cadavre : « Le lâche, il meurt de peur! » Les
effets désastreux de l'hôpital sur les malades sont
dus à la terreur principalement, et c'est là un
puissant argument, croyons-nous, en faveur de
l'assistance publique à domicile.

La peur aggrave et crée même des espèces morbides. Bosquillon prétend qu'elle est l'unique cause de la rage et non la morsure du chien. Un médecin est appelé auprès d'un enragé, déclaré perdu sans ressource : il l'examine avec soin, le baise sur la bouche en lui disant qu'il 'n'a pas la rage. Le malade guérit. Les annales de la science fourmillent d'observations analogues. Il y a une douzaine d'années, nous fûmes témoin du fait suivant : une marchande des quatre-saisons, mordue par un chien près de Notre-Dame, fut aussitôt cautérisée à l'Hôtel-Dieu. Plusieurs mois après, elle est reconnue dans la rue par l'un de nos camarades, qui lui dit : « Tiens, vous n'êtes pas morte? Le chien qui vous a mordue était pourtant enragé! » Aussitôt la pauvre femme est prise d'un spasme de la gorge des plus violents. Admise d'urgence dans le service du docteur Bucquoy, elle y fut traitée inutilement et mourut peu après. L'observation fut publiée dans la *Gazette des hôpitaux* de cette époque.

En temps de choléra, les peureux (on le sait) sont frappés les premiers et le plus sérieusement. Certaines femmes avortent de frayeur. Également, nous voyons, et pour les mêmes raisons morales, les armées vaincues succomber au typhus, pendant que les armées victorieuses guérissent de la même maladie, ainsi que l'observait déjà, sous Napoléon, l'illustre Larrey. Inutile de rappeler, n'est-ce pas? l'action que la peur exerce dans les maladies du cœur, les maladies mentales, la paralysie agitante (siège de Strasbourg, 1870), l'hystérie, l'hypocondrie, l'épilepsie, etc. On cite des personnes devenues muettes, et des muets recouvrant miraculeusement la parole, à la suite d'une grande frayeur, comme il arriva, d'après Hérodote, au fils du bon roi Crésus.

Dans aucun fléau naturel, la terreur des êtres vivants n'est poussée aussi loin que vis-à-vis des tremblements de terre.

Les animaux domestiques, dont chacun sait l'exquise sensibilité, sont littéralement anéantis par la vue de la catastrophe. Les oiseaux, eux-mêmes, subissent cette influence morale, si l'on peut dire [1]. Quant à l'homme, l'action des émotions sur sa santé ne fait de doute pour personne : elle n'est qu'un chapitre de l'influence du moral sur le physique. Si l'on peut mourir de peur, c'est surtout dans ces horribles catastrophes qui sidèrent l'esprit par leur soudaineté même, et par la rapidité des ruines qu'elles amoncellent. Notre

---

1. On sait que les *p*   *s* ne sont pas rares chez les che-vaux, chez les abeilles,   eptibles au plus haut point de subir les effets de la *contagi*   *nerveuse*.

7.

courageux confrère le docteur Eugenio Fazio,
témoin oculaire de la catastrophe d'Ischia, nous
a laissé une saisissante description de la panique
énorme qui s'empara, il y a quatre ans, des malheureux Italiens surpris par le tremblement de
terre. Il nous les a montrés, fous de peur et
d'angoisse, ne poussant qu'un seul et même cri
de désespoir : « A la mer! à la mer! » en proie à
un tremblement musculaire désordonné, ou à
d'horribles attaques de nerfs. A côté des fuyards,
un grand nombre restaient immobiles; cloués au
sol par le désastre, la langue muette ou incohérente, le visage pâle et pétrifié d'épouvante,
ces malheureux écoutaient, sans les entendre, les
clameurs des blessés et les supplications de ceux
qui agonisaient, ensevelis vivants dans la tombe.

Les survivants d'Ischia sont restés longtemps
étourdis et hébétés, paralysés ou tremblants. On
pouvait amputer des blessés, absolument insensibilisés par l'anesthésie de la peur. Plusieurs
perdirent leur raison pour toujours; chez d'autres,
la mémoire et la sensibilité firent naufrage. Les
médecins purent constater ainsi, prise sur le vif,
l'influence clairement morbigène de la terreur :
chez les femmes, des fausses couches et des ac-
couchements prématurés, l'arrêt complet de la
menstruation, les accidents hystériques et névro-

pathiques les plus graves; chez les vieillards, la démence et l'imbécillité; chez les adultes, la diarrhée incoercible, le dégoût des aliments, le blanchiment soudain de la chevelure, etc.

Lors du dernier tremblement de terre de Nice, on a observé des épisodes analogues, mais d'une gravité évidemment proportionnelle au désastre d'Ischia.

Lorsque la peur sévit à l'état épidémique, elle anéantit la volonté, dont toutes les manifestations font, pour ainsi dire, place à la monomanie du salut. Cet état de démence d'une foule s'appelle la *panique*. Éminemment contagieuse, la panique éclate surtout à propos d'un grand désastre : inondation, incendie d'un théâtre, défaite d'une armée, tremblement de terre, etc. Aucun raisonnement ne prévaut contre cette sorte de sidération de l'entendement humain.

Une vive frayeur peut, comme nous le disions, produire une secousse physico-morale favorable à la guérison de certains états chroniques graves. Le muet fils de Crésus recouvrant sa voix en voyant tuer son père; le paralytique devenu agile à la vue d'un lion échappé d'une ménagerie; la dame guérie par Voiture d'une consomption nerveuse, par le moyen d'un ours, qu'il fit pénétrer, sans crier gare, dans la chambre de la ma-

lade, etc. ; voilà des exemples classiques de ce
bon côté de la médaille. Cela n'empêche point la
peur d'être une maladie engendrée surtout par
la faiblesse. Le courage dépend de la nature, de
l'éducation et du raisonnement. La conscience
d'être fort nous fortifie, et le but de l'éducation
est précisément d'établir et d'affirmer cette conscience. Il ne s'agit donc pas de décréter le fatalisme de la peur, de faire à cette déesse des
sacrifices avant d'aller au combat (comme le
pratiquait Alexandre), ou de lui élever des temples
à la façon de Tullus Hostilius. L'ignorance et la
mauvaise éducation sont les grandes sources de
la peur. Faisons lire à tous nos enfants et com-
menter cette belle maxime d'Épictète : « Il ne
faut avoir peur que de la peur. »

CHAPITRE XVI

Folie sensorielle. — L'audition défectueuse des aliénés. — Le délire visuel. — L'audition colorée. — Observations et réflexions.

Quelles différences entre les états psychiques que nous venons d'esquisser et ceux dans lesquels, la conscience ayant fait naufrage, la personnalité humaine est profondément altérée ! Dans ces cas, l'affaiblissement cérébral est toujours plus marqué et le pronostic encore plus grave. De plus, il y a fréquemment une cause organique à rechercher, dans les folies sensorielles confirmées. C'est ainsi que certaines lésions de l'appareil auditif entraînent volontiers des hallucinations et des troubles psychiques.

L'ouïe est, selon la définition de Bernardin de Saint-Pierre, l'organe le plus immédiat de l'intelligence, le sens intellectuel par excellence.

Nous avons déjà insisté, ailleurs, sur l'état mental des sourds, et sur la profonde mélancolie qui envahit ces malheureux, privés de tout lien social. C'est précisément parce que l'éducation bien comprise est susceptible d'arracher à la manie, qui les guette, ces pauvres infirmes, que nous avons toujours cherché à encourager, par la plus large publicité, l'enseignement des sourds-muets.

L'inflammation de la muqueuse auditive et les bourdonnements d'oreilles entraînent fréquemment des spasmes, des convulsions, des vertiges. Mais ce sont les hallucinations, surtout, qui paraissent provoquées par les lésions de l'ouïe. Le docteur Lannois, de Lyon, faisait récemment une communication sur ce sujet à la Société française d'otologie. Peut-être est-ce par l'hallucination auditive que s'expliqueraient les démons de Socrate et de Tasse, la diabolique sonate de Tartini et les discussions sans fin que Luther soutint, toute sa vie, avec le Malin. Il est certain, du reste, pour ce dernier, qu'il souffrit, maintes fois, d'abcès dans les oreilles et qu'il mourut sourd: il est vrai qu'il était aussi alcoolique, et cela devait grandement contribuer à l'état hallucinatoire permanent du grand Réformateur...

Ce qui prouve qu'il faut toujours faire l'examen attentif et complet de tous les malades, c'est qu'on a pu guérir des aliénés en faisant disparaître une otite ou en enlevant un corps étranger de l'oreille qui entretenaient les troubles de l'idéation. Dernièrement nous avons fait cesser, chez une jeune fille, une céphalalgie datant de quatre ans et vainement soignée par toutes sortes de médications : et cela, en examinant les yeux et prescrivant un binocle approprié. Il en est de même pour certaines aliénations mentales, dont le praticien expert devra toujours *flairer*, si j'ose m'exprimer ainsi, le support organique.

« Les perceptions et les idées s'anastomosent (Luys). » Le docteur Royet a démontré récemment, par des observations faites à l'asile de Bron, qu'un grand nombre d'aliénés doivent leurs hallucinations et leurs délires à des défectuosités visuelles, et notamment à des troubles de la vision de l'œil droit.

Parmi les excentricités sensorielles récemment étudiées, nous devons faire une large place à la particularité dévoilée sous le nom d'*audition colorée*. Ce phénomène bizarre consiste en ce que le son se traduit, chez certains sujets, par une sensation caractéristique et constante de couleur. L'audition colorée n'est nouvelle que comme description, mais elle doit exister depuis que le monde est monde. Nous nous rappelons avoir lu,

étant enfant, dans la préface d'une vieille édition
du Dictionnaire de l'Académie française, cette
phrase qui nous a longtemps trotté dans l'esprit :
« Un aveugle-né comparait le rouge écarlate au
son du clairon. » Les poètes (dont tous les sens
sont portés à leur *maximum*) aiment également
à user de métaphores où les impressions sensorielles nous apparaissent comme confondues. Le
per amica silentia lunæ (Virgile), le *soleil qui
se tait*, la *lumière muette*, la *clarté enrouée* et une
foule d'autres expressions de ce genre peuvent
se récolter çà et là, dans les œuvres de Dante, de
Camoëns, de Milton. Théophile Gautier disait
entendre *le bruit des couleurs*, et percevoir, par
ondes distinctes, des sons verts, rouges, bleus,
jaunes. Mais celui de tous les penseurs qui a décrit,
le plus exactement, le phénomène de l'audition
colorée, c'est le poète maudit Arthur Rimbault,
qui jouissait de cette prérogative peu enviée :

A noir, E blanc, I rouge, U vert, O bleu, voyelles,
Je dirai quelque jour vos naissances latentes.
A noir, corset velu de mouches éclatantes
Qui bouillonnent autour des puanteurs cruelles.

Golfes d'ombre, E, candeur des vapeurs et des tentes,
Lunes des flers glaciers, rois blancs, frissons d'ombrelles ;
I, pourpre, sang craché, rire des lèvres belles,
Dans la colère ou les ivresses pénitentes ;

U, cycles, vibrements divers des mers livides,
Paix des pâtis semés d'animaux, paix des rides
Que l'alchimie imprime aux grands fronts studieux,

O, suprême clairon, plein de strideurs étranges,
Silences traversés des mondes et des anges,
O, l'oméga, rayon violet de ses yeux !

A la lecture de ce sonnet, dans l'un de nos cénacles littéraires du quartier Latin, il y a une douzaine d'années, chacun pensait que le décadent poète avait envoyé sa muse flirter à Charenton... Et voilà que l'on décrit, maintenant, le phénomène sensoriel si magistralement dépeint par Rimbault. *O poeta, vates !*

Chacun sait que l'oreille a pour fonction de percevoir les vibrations sonores. Mais aucun de nos sens n'existe vraiment isolé : tous se complètent mutuellement et sont régis par des associations mystérieuses. Il est probable que la perception des sons et celle des couleurs se produisent sur deux points contigus du cerveau, où les fibres nerveuses sont capables de s'entremêler, de *s'anastomoser* même, pour employer l'expression anatomique. C'est ainsi que l'on peut expliquer les relations profondes qui s'établissent entre les couleurs et les sons. Citons maintenant, à l'appui de ces relations, un certain nombre d'exemples, empruntés à un récent travail du docteur Baratoux.

Dès 1864, Lussana (de Milan) observait deux frères, fort intéressants au point de vue des phénomènes de l'impression auditive colorée. La voix de basse leur donnait la sensation du jaune ; la voix de transition, celle de couleur cendrée ; la voix des jeunes filles, l'impression de bleu d'azur et celle des femmes, l'impression d'indigo ou de violet (précieuse ressource pour un diagnostic différentiel souvent ardu) !... La voix de basse profonde leur semblait noire ; celle de baryton, brun foncé ; de ténor, marron clair ; de contralto, brun clair ; de mezzo-soprano, orangé ; de soprano, rouge vif. Sur 596 personnes examinées au point de vue de l'audition colorée, il en trouva 76, plus ou moins pourvues de la bizarre faculté de peindre les sons.

D'après un pédagogue anglais, nombreux seraient les enfants qui rapportent à une sensation de couleur différente la configuration des diverses voyelles, ces enfants apprendraient à lire, paraît-il, beaucoup plus rapidement que leurs camarades ; et cela se conçoit aisément, puisque deux sens, se prêtant une aide réciproque, font naître dans les centres nerveux la perception réflexe bien plus nette et bien plus complète que celle qui ne résulte point d'une association senso-rielle.

Chez un professeur de rhétorique observé par Pedrono, le son de la clarinette est rouge, celui du piano, bleu ; celui de l'harmonium, jaune. Chez un sujet observé par Bareggi, le son du violon est bleu et celui du violoncelle violet. Chez un autre, observé par Ughetti, le son de la guitare est jaune d'or et celui du piano, blanc. Il est assez curieux de remarquer, entre paren-thèses, que la plupart des faits caractéristiques d'audition colorée se rencontrent dans les auteurs allemands et surtout italiens : ce sont, précisé-ment, les deux nations unanimement reconnues pour avoir le sens musical le plus développé.

Un de nos correspondants, M. Boyer, archi-viste du Cher, jouit, ainsi que ses fils, et au plus haut degré, de ce privilège physiologique. Chez M. Boyer, la lettre et le chiffre se colorent très nettement : les consonnes paraissent grises, avec des nuances diverses. Chez l'un de ses fils, qui a fait de la musique son étude préférée, de très bonne heure, les morceaux musicaux eux-mêmes ont apparu comme différemment teintés, surtout quand il les exécute sur son violon ; la musique de Verdi lui semble rouge feu ; celle de Wagner,

jaune brun ; celle d'Auber, verte, et celle d'Adam,
bleue : « La musique de Lecoq, dit-il, est toute
blanche et ne me fait guère éprouver de sensation de coloration... En dehors de ceux que je
viens de nommer, les autres compositeurs ne me
produisent pas d'impression colorée, pas même
Offenbach, dont la musique me plaît, pourtant,
particulièrement. »

Certains sujets observés vont jusqu'à accuser
une nuance différente pour chaque note de la
gamme. Ils remarquent des personnes à la voix
bleue, rouge, jaune, plus rarement verte. (L'expression de *voix blanche* n'est-elle pas consacrée,
en musique ?) Constamment, les sensations colorées les plus brillantes sont perçues à l'occasion
des tonalités les plus élevées dans la série des
harmoniques. Les consonnes se traduisent moins
fréquemment par des couleurs : toutefois, l's
finale d'un mot donne à la syllabe qui la précède
un reflet métallique, l'*m* et l'*n* une teinte sombre,
le *v* et le *w* un aspect flamboyant, etc.

Les diphtongues se distinguent, au contraire,
très bien : l'*ou* est café, l'*oi* est amadou, etc. Les
mots tirent leur couleur des lettres qui les forment. Certains chiffres, prononcés devant les
sujets, présentent également une couleur, ou
des combinaisons colorées absolument nettes :

3 est jaune, 6 carmin, 7 bleu : 367 apparaît
jaune, carmin, bleu. Un ingénieur soigné par le
docteur Baratoux va plus loin encore : il colore
les jours de la semaine ! (Ces cas sont évidemment plus rares. Ce qui est le plus fréquent,
comme phénomènes d'audition colorée, ce sont
les voyelles et les notes de musique.) Le même
ingénieur, qui colore les jours, colore aussi les
langues étrangères : l'allemand est gris souris,
l'anglais gris noir, le français gris blanc, l'espagnol jaune et carmin, avec reflets vifs; l'italien
jaune, carmin et noir, avec teintes douces har-
monieuses. L'intensité des sons caractérise la
force de la couleur.

La faculté de l'audition colorée existe, ordinairement, dès l'enfance et se conserve intacte :
beaucoup de gens ne parlent pas de ce phénomène, parce qu'ils s'imaginent qu'il est normal
ou parce qu'ils craignent les railleries des sots. Sa
fréquence est très grande chez les membres d'une
même famille, soit par hérédité, soit par habitude d'entendre toujours apprécier les *couleurs
des sons*. De même que c'est l'illustre Dalton qui
a le mieux étudié les confusions des couleurs, si
communes à observer, et fait du *daltonisme* une
description à laquelle on n'a rien ajouté (parce
qu'il était atteint de cette curieuse anomalie vi-

suelle, et ne distinguait que le jaune et le bleu),
— de même c'est un médecin allemand, Nuss-
baumer, qui décrivit, le plus scientifiquement,
le sens chromique des sons, dont il possédait la
faculté étrange. Depuis la description faite par
lui en 1873, dans le *Wiener mfdizinal Wochens-
chrift*, les sujets jouissant de la même faculté se
sont multipliés, pour ainsi dire, à l'infini.

Et qu'on n'aille pas dire qu'il s'agit là de ra-
contars peu exacts ou de comparaisons subjec-
tives sous forme de simples associations d'idées.
Les sujets sont très précis, lorsqu'on les interroge sur la nature réelle de leurs sensations. La
lettre *i*, prononcée devant l'un deux, produit in-
stantanément dans son cerveau la même sensation que si l'on avait soudain prononcé le mot
rouge. Si l'or pince une guitare, dit l'autre, *je
vois*, autour des cordes pincées, une image colorée ; si l'on touche un piano, au-dessus du cla-
vier s'élève la couleur évoquée et extériorisée; si
l'on chante en chœur, des points colorés diverse-
ment éclatent autour de la tête des choristes. Si
les sujets ferment les yeux, la sensation colorée
n'en est pas moins perçue, et l'on peut dire que
la *gamme chromatique* existe, chez eux, au propre
et non plus au figuré !... Étrange irradiation des
vibrations sonores, que celle qui va ainsi im-

pressionner le nerf optique, et exciter la sensation de couleur, pour nous prouver, jusqu'à l'é-
vidence, les rapports physiologiques de nos divers
sens, qui se perfectionnent et s'affinent en se
prêtant un mutuel appui... Le célèbre auriste
viennois Urbantschitsch n'a-t-il pas prouvé que,
réciproquement, les perceptions visuelles augmentent l'ouïe, et que le tic tac d'une montre est
entendu bien moins nettement, lorsque les yeux
sont fermés ?

Peut-être est-ce aussi par des associations sensorielles de cette nature, que l'on peut expliquer
la mémoire artistique de Mozart ; celle d'Horace
Vernet, portraiturant ressemblant, en l'absence
du modèle ; ainsi que le cas de ces joueurs d'é-
checs qui jouent, à distance, plusieurs parties en
même temps. On comprend également les défail-
lances mentales de ces malades (cités par Calmeil)
obligés, soudain, de renoncer à la peinture ou à la
musique, par suite de l'impossibilité de reproduire
certaines couleurs ou certains sons. On peut, enfin,
expliquer, d'une manière analogue les phénomènes de *vue rouge* ou *érythropsie* hallucinatoire,
présentés à l'époque des grands événements par
certains sujets, qui purent en tirer (simples coïn-
cidences) des conséquences prophétiques...

CHAPITRE XVII

Les illusions et les hallucinations. — Le monde des rêves. — Les poisons psychiques. — Opium et haschisch. — Dangers de ces sirènes. — La morphinomanie et les mesures répressives qu'elle nécessite. — L'alcoolisme et l'absinthisme. — La cocaïnomanie. — Autres poisons capables d'engendrer la folie.

Nos divers sens peuvent être impressionnés par des modificateurs réels : dans ce cas, on dit qu'il y a *illusion*. Si le modificateur est imaginaire, il y a *hallucinations* ou perceptions sans objet. La plupart des songes nous offrent des exemples de ces dernières. Tous les éléments du rêve sont empruntés à la réalité. Même les rêves invraisemblables, où nous nous sentons voler dans l'espace et précipités dans des abîmes sans fond, etc., etc., ne sont que des formes hallucinatoires du vertige, phénomène nerveux qui se produit fréquemment durant l'état de veille. Les songes les plus incohérents, les plus illogiques en apparence, présentent toujours à l'analyse des associations d'images sensorielles qui nous sont plus ou moins familières. L'origine même de la plupart des rêves peut, pour ainsi dire, se toucher du doigt : ils reflètent, le plus souvent, les fortes préoccupations de la journée.

D'autres fois, les rêves naissent d'impressions véritables, perdues par les organes des sens, et dont la perception donne naissance à des images variables. C'est ainsi que le craquement des meubles se transformera en coups de fusil, le bruit des cloches évoquera l'image de cérémonies reli-gieuses. La compression d'un nerf fait rêver de blessures, de bottines étroites; l'impression lumi-neuse du soleil ou de la foudre provoquera des rêves d'incendie, etc. La souffrance des divers appareils organiques est capable également, comme nous l'avons déjà dit, de produire des songes spéciaux, dont Hippocrate avait déjà re-marqué la grande valeur pronostique. Les mala-dies du cœur engendrent des rêves terrifiants, les affections respiratoires donnent lieu, pendant le sommeil, à des scènes pénibles et angoissantes; une digestion pénible cause des cauchemars, avec sensation d'écrasement ou bien encore des im-pressions de faim, des images gastronomiques plus ou moins pénibles. Chacun connaît égale-

ment les rêves voluptueux de la puberté (exemple
frappant de l'action du physique sur le moral),
que le poète Lucrèce a décrits dans des vers im-
mortels.

La sensibilité se trouve singulièrement exaltée,
dans l'état de rêve, qui représente au centuple les
sensations extérieures. De même, une minute de
sommeil peut, ainsi que l'a dit poétiquement
Byron, concentrer dans un rêve l'existence la
plus longue et la plus mouvementée. Rien ne
peut être comparé à la vitesse du rêve. Hippocrate avait déjà remarqué que certains songes
étaient les précurseurs de la folie : « Se battre
avec des ennemis armés, voir des objets effrayants
et hideux, disait-il, voilà les rêves avant-coureurs
de la manie. »

Que faut-il penser du caractère prophétique
des songes? Aristote dit qu'il est également em-
barrassant de le dédaigner comme d'y croire. Max
Simon, qui a étudié avec soin ce point délicat,
cherche à nous expliquer, en dehors du merveilleux, le caractère incontestable de prévision,
inhérent à certains songes[1]. La loi des coïn-
cidences en explique d'abord un bon nombre. Les
autres ont pris naissance dans diverses pensées,

---

1. *Le Monde des rêves*, par Max Simon, J. B. Baillière, édit.
Voir aussi les *Propos du docteur*, page 267.

divers événements, déjà présents à l'esprit du
dormeur et dont le pressentiment se trouve, pour
ainsi dire, exaspéré par le sommeil : « Certains
jugements, dit excellemment Simon, reposant sur
des notions insciemment acquises, se forment et
s'élaborent dans les profondeurs de la trame cérébrale, et leur conclusion seule arrive au *sen-
sorium*. » Nous prenons, alors, pour des intuitions,
des idées dont nous percevons mal les prémisses
et la filiation : or, si l'activité inconsciente du
cerveau se révèle quelque part, n'est-ce pas surtout dans le rêve et dans les opérations mentales
qu'il suscite ?

L'hallucination, observée dans ses infinis détails chez les aliénés par Max Simon, aliéniste con-
sommé ; l'hallucination est susceptible d'éclater,
en dehors de toute folie, dans certains cerveaux
d'élite, — comme si elle était la suprême manifestation de l'activité intellectuelle. On peut citer,
à cet égard, les exemples connus de Balzac, de
Flaubert, de Gœthe ; les apparitions qui se montrèrent à Brutus, à l'empereur Julien, à Chris-
tophe Colomb. Une volonté énergique peut même
objectiver au souvenir certaines images : un
peintre anglais, après avoir vu et esquissé une
personne, pouvait se passer du modèle et terminer
un tableau des plus ressemblants. Talma, entrant

en scène, faisait disparaître à volonté, de ses
regards, les spectateurs des fauteuils pour leur
substituer un parterre de squelettes. Sans cela,
pensait-il, son jeu n'aurait eu ni la puissance ni
le degré de vérité qu'il savait atteindre. L'histoire
du démon de Socrate, si bien étudiée par Lélut,
s'explique également par l'une de ces hallucinations intuitives, si communes aux hommes de
génie. Car si l'homme de génie n'est pas un fou,
il est bien certain que le génie n'est qu'une névrose, qui se tient sur les confins indécis où la
raison se termine, et où commence l'aliénation
mentale...

Certaines substances ont la propriété de faire
naître des images hallucinatoires. L'opium et le
haschisch sont les deux types principaux de ces
substances : les solanées vireuses, belladone, jusquiame, datura stramonium, etc., sont également
célèbres à cet égard : mais ce n'est guère qu'à
doses toxiques qu'elles provoquent des hallucinations. L'alcool, ainsi que nous l'avons souvent
dit, ne produit, non plus, ses phantasmes visuels
qu'à une époque déjà avancée de l'intoxication.
Les visions que suscite, d'ailleurs, le délire alcoolique, sont des visions ordinairement effrayantes
et pénibles au premier chef. L'opium, au contraire, même à doses très minimes, fait naître

une succession de rêveries hallucinatoires fort curieuses, et échafaude une sorte d'existence artificielle où la jouissance se mêle à peu près également à la torture, au milieu d'une architecture
fantasmagorique des visions les plus grandioses.
Cette redoutable séduction nous explique les lugubres succès de la fée Morphine et les irrésistibles
entraînements de l'opiophagie. La passion de la
morphine, qui mène fatalement au marasme et à
la mort, cause, chez ses adeptes, un bonheur
oriental factice, un état de rêvasserie bizarrement
aphrodisiaque, de paresse béate et voluptueuse,
qui tue bientôt le libre arbitre, annihile la volonté
et devient rapidement indispensable à qui en a
goûté. Comme le fumeur d'opium, le morphinomane ressemble à un sujet qui serait constamment ivre : qu'il soit silencieux ou loquace, son
regard exprime une sorte d'idiotie gaie et nous
indique, de prime abord, que le malheureux est
l'inconscient jouet de sa folie, *qu'il ne s'appartient plus*, comme on dit.

Le haschisch, extrait du chanvre indien, cause
des hallucinations encore plus nettement hila-
rantes. Baudelaire, qui les a décrites de main de
maître, déclare que, sous l'influence du haschisch,
le monde extérieur revêt des formes mons-
trueuses, les sons ont une couleur, les couleurs

8.

une musique : « Vous êtes, dit-il, assis et vous fumez. Vous croyez être assis dans votre pipe, et c'est vous que votre pipe fume, c'est vous qui vous exhalez sous forme de nuages bizarres... On vit plusieurs vies d'hommes en l'espace d'une heure. De temps en temps la personnalité disparaît. » Après divers tourbillonnements d'ivresse vertigineuse, on arrive enfin au bonheur absolu, à travers des rêves d'une sensualité indescriptible. Chose curieuse, les illusions voluptueuses coïncident généralement avec un état de frigidité absolue de la part du haschischeur.

Notre ami Jules Giraud, qui a étudié, à fond, dans le *Journal d'hygiène,* les effets du haschisch, conclut de ses expériences que cet agent médicamenteux augmente le nombre et la variété des idées, au détriment de leur cohésion, portant à leur plus haute puissance les facultés contemplatives et d'imagination. Mais cet aliment intellectuel, qui cause, d'abord, une sorte de bien-être cérébral, amène bientôt aussi l'engourdissement voluptueux des centres nerveux. A l'intuition esthétique trompeusement aimable, succède, un beau jour, le délire hallucinatoire désordonné; le grand contentement de soi ne tarde pas à céder la place à des visions d'une tristesse amère. C'est que nous ne jouons pas impunément avec

notre cerveau ; tous les aliments du système nerveux ont des effets d'accumulation et deviennent
rapidement des poisons, pour les fragiles cellules
cérébrales... D'abord sources de jouissances pour
l'être intellectuel, ils ne tardent pas à consommer
la déchéance de la pensée, avec la perte progressive des forces vitales. Crions donc méfiance à
ceux qu'attire et entraîne le désir de surexcitation mentale et de jouissances paradisiaques
artificielles : toute ivresse a son lendemain, et
la dépression et la démence ne suivent que trop
souvent les excitations forcées et maladives de la
morphine, comme celles du haschisch et de
l'alcool. Leurs voluptés s'usent peu à peu, mais
leurs effets détériorants s'accumulent, en même
temps, sur le système nerveux devenu sans défense. Les troubles intellectuels ne tardent pas,
dès lors, à apparaître ; et la volonté sombre avec
le *moi*, qui fait la supériorité du « roseau pensant » et l'orgueil de l'être humain.

Les pouvoirs publics devraient bien s'ingénier
à réprimer la vente de ces poisons intellectuels,
si dangereux pour celui qui y a goûté une fois.
N'est-ce pas, en effet, à travers les trompeuses
ivresses du rêve serein et radieux que, sournoisement, la fée Morphine mène ses élus à la dé-
gradation physico-mentale la plus accentuée ?

Elle prend un corps plein de vigueur, un cerveau d'élite : elle vous rend, en quelques mois, un squelette tremblant de marasme, une sorte de cadavre halluciné et délirant, littéralement mûr pour le cercueil ! Ne serait-il pas opportun qu'une sanction judiciaire vint se mettre en travers des perfidies de la séduisante Sirène ?

On sait du reste que les morphinomanes arrivent à se procurer, par doses massives, un poison dont la dose normale est de 1 centigramme. Il paraît que les pharmaciens sont ici peu fautifs : il leur est bien arrivé, parfois, de renouveler, illicitement, une ordonnance archi-usée. Mais les tribunaux n'ont point plaisanté avec cette transgression de la loi; et les condamnations sévères qui ont été prononcées pour des cas de ce genre ont eu raison de ces sortes d'abus, actuellement rares.

Aujourd'hui, les pharmaciens vendent infiniment moins de morphine : les amateurs de ce poison se le procurent plus facilement par les droguistes ou les commissionnaires en marchandises; ils ont ainsi l'avantage d'échapper au médecin et de se procurer le toxique en grandes quantités. (M. Brouardel a vu, chez une mondaine bien connue, un flacon de 200 grammes de morphine, de quoi empoisonner tout le bataillon... de

Cythère!) De plus, ils paient beaucoup moins cher leur injection favorite; et il faut bien dire que le prix élevé des manipulations pharmaceutiques était un obstacle à la voluptueuse ivresse des dix-septièmes ciels inconnus!

La morphine (ainsi que nous l'avons développé ailleurs [1]) choisit surtout ses victimes parmi les esprits d'élite, et dans les classes qu'on nomme communément les classes élevées de la société. L'origine du mal est ordinairement fort nette : la douleur physique et morale, le désœuvrement, et cette sorte de nervosisme *splénétique*, caractérisé surtout par le *tædium vitæ*, président ordinairement à l'éclosion de la morphinomanie. Le système nerveux, surmené et détraqué par les incessants combats de la vie moderne, réagit douloureusement. Quoi de plus simple alors, que de recourir aux calmants? Car, dire que la douleur est utile, c'est avouer, selon le mot de Bouisson, que la médecine ne l'est pas. Tout homme souffrant devient un sybarite. La morphine ne tarde pas à devenir l'indispensable baume de son existence. L'habitude, d'abord servante, finit par épouser son maître. Elle devient implacablement impérieuse. Rappelez-vous ce que Balzac a dit du

---

1. Voir nos *Propos du docteur*, pages 267-276.

fumeur : « Entre le pain et le tabac, le fumeur n'hésite pas. » De même, le morphinomane sacrifiera tout à la morphine.

Un jour, il arrive donc qu'un sujet se met à visser la mignonne canule d'or sur le petit corps de pompe en cristal de la terrible seringue de Pravaz. Les effets du poison, d'abord féconds en songes légers et calmes, sont bientôt caractérisés par des visions étranges, par des hallucinations et des cauchemars ; ils sont aussi très habilement gradués, ainsi que les tyranniques suggestions de l'habitude, « cette étrangère, qui supplante en nous la raison ».

La médecine, toutefois, essaie, par une suppression graduelle du poison et un traitement approprié, d'arracher à une mort certaine le morphinisé. Mais avec quelle facilité les rechutes se produisent! La fée Morphine réapparaît sans cesse, avec son rire d'hystérique et son regard extasié par l'attirante vision des paradis artificiels. Toujours on la voit, tôt ou tard, reconquérir ses victimes, pour les entraîner dans les sombres pays où l'on dort toujours. Illusions des sens, sensations fausses, perversions de la sensibilité : tel est le résumé du morphinisme, véritable folie artificielle, très analogue à celle que produit l'abus de l'alcool et l'ivrognerie chronique. Heureusement, l'hygiène peut avoir prise sur cette folie toxique et arrêter, jusqu'à un certain point, ces empoisonnements de l'intelligence. Que faut-il pour cela? Empêcher la vente de la morphine sans ordonnance fraîchement datée ; limiter également la vente des seringues ; enfin, restreindre le plus possible les injections, même dans la pratique de la médecine ; tels sont les moyens de prévention. Quant à la cure du mal, nous croyons qu'elle doit consister dans la suppression brusque du poison (sous peine de fraudes et de dissimulations constantes). L'isolement complet avec surveillance ; le régime fortifiant et tonique, l'alcool, l'éther, les strychnées, les frictions, et surtout l'hydrothérapie bien conduite, peuvent, assez souvent même, amener la guérison. Il ne faut pas hésiter à séquestrer entièrement les morphinomanes : c'est pour eux une question de *to be or not to be.* La suppression brusque du poison chéri amène parfois le délire et les vomissements ; on administre alors, avec avantage, de petites doses, souvent répétées, de teinture d'opium, dans un peu de vin de Malaga à la coca ou au maté.

S'il est des moyens pratiques d'éteindre le morphinisme, cela est loin d'être aussi commode

pour l'ivrognerie, ce vice brutal qui, suivant le
mot de Montaigne, « estonne le corps et renverse
l'entendement ». C'est ainsi que, comme mesures
préventives de l'ivrognerie, le dernier congrès de
l'alcoolisme de 1889 n'a trouvé à émettre que ce
vœu, bien platonique et infiniment peu réalisable :
« Que le gouvernement prenne des mesures pour
restreindre le nombre des cabarets ! » Outre que
cette limitation serait difficile à prononcer par un
gouvernement libéral, il n'est pas absolument
prouvé que le nombre des débits de boissons soit
la cause véritable de l'accroissement de la con-
sommation alcoolique. Les statisticiens semblent
ici, une fois de plus, les victimes du fameux
post hoc, ergo propter hoc. C'est, du moins, ce
que tendent à prouver les communications de
MM. Drysdale (de Londres), Millier (de Berne),
Cauderlier (de Belgique) et Iscovesco (de Mol-
davie). La proposition faite par M. Gonse, conseiller à la Cour de cassation (tendant à favoriser
la tenue de cantines ouvrières spéciales où l'on
débiterait aux travailleurs des boissons saines),
nous paraît, au contraire, de l'ordre de celles
qui présentent une valeur pratique, pour lutter
contre le fléau de l'intempérance. Nous avons,
d'ailleurs, insisté longuement sur ces réformes
possibles, dans l'ouvrage que nous avons publié,

en 1883, sur l'*Alcoolisme*. On sait que nous nous
sommes particulièrement complu (dans ce livre
dont le succès a dépassé toute attente) à élucider
l'action de l'alcool sur le cerveau et le système
nerveux[1]. Car la manière la plus sûre de chasser
les fléaux qui affligent l'humanité, c'est, d'abord,
de les faire connaître. Si tous ceux qui ont une
langue et qui tiennent une plume accomplissaient
une œuvre analogue, combien de maux, d'aspect
inévitable, s'enfuiraient, sans retour, de notre
planète assainie et assagie !

Parmi les substances alcooliques qui portent surtout sur les nerfs leurs funestes effets, nous avons
naturellement signalé en première ligne l'absinthe, qui conduit tous les jours, dans les asiles de
fous, tant d'infortunées victimes. D'après nos renseignements, nous pensons que le fléau pernicieux
de l'absinthisme, acclimaté dans notre armée
depuis le passage du Saint-Bernard par Bonaparte,
est aujourd'hui en décroissance dans le milieu
militaire ; c'est ce que disent, du moins, nos
collègues de l'armée, et même ceux qui revien-
nent de l'Algérie et du Tonkin. Dans nos colonies,
hélas ! l'absinthe a fait plus de victimes que les
balles et les fièvres réunies : béni sera le jour

1. Voir Dr E. Monin, *l'Alcoolisme* (O. Doin, édit.).

(comme dit l'Autre) où la Fée aux yeux verts se
cantonnera chez les déclassés et chez les filles de
brasserie! Notre armée a besoin, plus que jamais,
de moralité et de discipline : ses chefs doivent
imiter Wolseley, dans la guerre constante qu'il
faisait au whisky, et considérer l'alcoolisme
comme la plus cruelle épidémie qui puisse assaillir
nos soldats.

On a baptisé avec raison l'absinthe : *une grande
vitesse pour Charenton.* Il est certain qu'aucune
autre liqueur ne possède, à un semblable degré,
le pouvoir de produire les troubles de la vue et
l'incoordination des mouvements, la paresse de
la volonté, l'hébétude, les tremblements, le mal
de tête en forme de casque (mal aux cheveux),
les vertiges; en un mot, cette ivresse, lourde et
somnolente, qui conduit, peu à peu, au ramollissement et à la paralysie les amateurs de la purée
jaune opale.

Non seulement l'absinthe, mais aussi toutes
les liqueurs mêlées d'essences (surtout lorsqu'elles
sont destinées à l'estomac vide, où nul aliment
ne vient jouer le rôle d'écran protecteur) se conduisent toujours comme des poisons intellectuels
redoutables. Leur action brutalise les cerveaux
les plus robustes, altère les facultés psychiques,
irrite les centres nerveux, noie la mémoire, pro-

voque les grimaces, cause l'extrême sensibilité à la douleur, et sème, enfin, le long des jours et des nuits du malheureux alcoolisé, les hallucinations épileptiformes et les rêves terrifiants. Voilà ce qu'il faut savoir et ce qu'il est toujours salutaire de répéter. Quel vent de folie nous pousse donc à ébranler sans cesse, par les plus déplorables habitudes, ce qu'Addison appelait « notre misérable collection de conduits et de tuyaux » ?

Mais l'on dirait que la recherche des excitants passionnera toujours l'espèce humaine. Voici qu'on s'intoxique maintenant les centres nerveux à l'aide d'un nouveau poison de l'intelligence : la cocaïne.

La cocaïne s'extrait (comme chacun sait) des feuilles de l'*erythroxylum coca* du Pérou, et s'emploie en médecine, sous forme de chlorhydrate, pour insensibiliser les muqueuses de l'œil, de la gorge, de l'urèthre, de l'estomac, etc. A l'intérieur, la cocaïne se conduit comme les plus énergiques poisons du système nerveux. On observait dernièrement, à l'*University college hospital* de Londres, un cas mortel, à la suite de l'ingestion accidentelle d'une solution de vingt grains seulement dans une once d'eau !

Lorsque le produit est donné en injections sous la peau, les accidents qu'il détermine sont beaucoup plus intenses, et exigent des doses beaucoup moindres. Les dentistes en savent quelque chose : ils ont éprouvé, du fait de la cocaïne, de si nombreuses alertes, qu'ils ont dû renoncer pour la plupart à employer cet agent.

La tolérance pour la cocaïne est, du reste, très variable : les sujets nerveux, hystériques, semblent surtout prédisposés aux accidents. L'auteur de cet article a pu, sans danger, avaler, en moins d'une heure, un gramme de cocaïne en solution, dans le but de se préserver du mal de mer pendant une traversée. Ajoutons qu'il eut le mal de mer, auquel vinrent se surajouter l'ivresse gaie et le délire loquace du cocaïnisme : rien n'était plus comique... pour les assistants, que ce mélange de la naupathie avec la dissertation analytique enjouée que le malade faisait sur son état...

Les doses trop fortes de cocaïne déterminent un empoisonnement aigu, dont voici les principaux symptômes : pâleur, sueurs froides, dilatation pupillaire ; la vue est troublée et insensible à la lumière ; l'intelligence s'anime et le cerveau est excité ; puis surviennent des nausées, une lassitude béate et un engourdissement irrésistible, accompagné d'illusions, d'hallucinations, de tremblements, avec sensation vertigineuse du vide et désordres respiratoires parfois assez prononcés pour imiter la douleur angoissante caractéristique de l'angine de poitrine.

On remarquera que, de même que pour tous les poisons cérébraux, nous assistons, d'abord, à une période d'excitation, puis à une période de dépression.

Le traitement du cocaïnisme aigu consiste dans les vomitifs, l'alcool, le bromure de potassium et les frictions énergiques...

L'empoisonnement chronique par la cocaïne a été décrit, pour la première fois, il y a quatre ans, par Erlenmayer : il l'observa chez des morphinomanes qui avaient voulu oublier, dans le nouvel anesthésique, leur poison favori. On remarquait, d'abord, chez eux, une activité exagérée, une surexcitabilité maladive des nerfs et des muscles, l'accélération du pouls, les sueurs, la titubation, la difficulté de respirer, la tendance aux syncopes par suite d'une sorte de paralysie circulatoire; et enfin la perte d'appétit, l'amaigrissement et l'insomnie.

Les troubles de nutrition des cocaïnomanes se manifestent surtout par la flaccidité des chairs, l'excavation des yeux, la teinte cadavérique du visage. Le morphinisme, d'après le docteur Jackson, produirait, au contraire, la couperose faciale. Si, par coquetterie, les femmes pouvaient donc renoncer, une fois pour toutes, à ces poisons qui, pour quelques heures de Paradis, compromettent à jamais leur beauté et leur santé ultérieures !...

Comme les morphinisés, les cocaïnomanes préoccupent aujourd'hui nos aliénistes. Tous les cérébraux, les dégénérés par une tare nerveuse héréditaire, sont, du reste, tentés par la cocaïne comme ils le sont par la morphine ou par l'alcool. Les troubles psychiques causés par le nouveau poison de l'intelligence consistent, particulièrement, en délire des persécutions, hallucinations de la vue, de l'ouïe et de l'odorat, épuisement de la sensibilité et dépression générale de l'économie, perte de la mémoire, prolixité insolite des paroles et des écrits, alternant avec des périodes d'abrutissement et d'extase. Comme chez les morphinomanes, la démoralisation des malades et le naufrage complet de leur volonté sont flagrants, chez les cocaïnisés ; ce sont ces symptômes qui nécessitent impérieusement, pour la guérison, l'internement dans une maison de santé.

Notre éminent maître le docteur Magnan vient enfin de signaler chez les cocaïnomanes certains troubles de la sensibilité qui affectent presque toujours le même caractère : les malades se figurent avoir sous la peau des corps étrangers, des vers, des microbes, etc., et cherchent à leur donner issue par le grattage.

Comme pour la morphine également, c'est la profession médicale qui fournit au nouveau fléau du cocaïnisme les plus nombreuses victimes. Après une ou deux expériences (plus ou moins légitimées par une douleur à calmer ou une curiosité à satisfaire), on finit par s'abandonner, corps et âme, à la douce habitude des effets enivrants, exhilarants, produits par le séduisant poison des centres nerveux. Rien de plus instructif, à cet égard, que l'auto-observation récemment publiée par le docteur Fr. Ring, dans le *Medical Record*, sous ce titre : « Des attraits de la cocaïne, jugés par un médecin cocaïnomane. » Notre confrère d'outre-Manche y insiste sur la délicieuse sensation de bien-être causée par cette substance qui, plus encore que la morphine, dissipe, d'après lui, toute lassitude physique et intellectuelle.

Mais c'est une raison de plus pour se méfier des fascinations de ce joug enchanteur. La passion de la cocaïne, comme celle de la morphine, ne tarde pas à devenir si tyrannique, que l'on meurt avant d'avoir pu réussir à s'y soustraire. Dans notre moderne existence névropathique, nous recherchons, par l'absinthe, la morphine,

la cocaïne, tout ce qui semble capable d'anéantir
la douleur morale et de calmer l'insaisissable
chagrin de vivre. « Des ailes, des ailes ! » voilà
le chant de tous ceux qui vivent trop par le cerveau et par les nerfs. Bouchons nos oreilles à ces
voix de sirène, qui mènent trop souvent au cime-
tière ou à l'asile des fous l'élite de nos professions
intellectuelles !

Dans la classe des folies par intoxication
viennent se ranger les empoisonnements métalliques industriels (saturnisme, hydrargyrisme
etc.). Nous prenons la liberté de renvoyer le
lecteur à notre ouvrage sur l'*Hygiène du travail*[1],
qui le renseignera amplement. Nous voulons
seulement ajouter ici deux mots sur les effets
toxiques produits par l'oxyde de carbone sur les
centres nerveux.

Les aliénistes ont, depuis longtemps, fait
observer l'extrême fréquence de l'aliénation mentale chez les blanchisseuses-repasseuses, les
cuisinières, les concierges et, en général, des corps
de métiers exposés aux vapeurs du charbon. Dès
1843, Bourdon notait le ramollissement et la

---

1. Hetzel éditeur, 1889 (préface par Yves Guyot).

démence, parmi les symptômes de l'intoxication oxycarbonée. Notre savant ami le docteur Raffegeau a relaté, dernièrement, à la Société médico-psychologique, une observation de ce genre, dont un poêle mobile se trouvait être le corps de délit. L'oxyde de carbone détermine, d'une façon aiguë ou lente, l'engouement congestif ou la dégénérescence graisseuse des vaisseaux cérébraux ; et c'est ainsi que s'expliquent les bizarreries d'humeur dont les cuisinières (plus encore que les cuisiniers) sont si coutumières. Toutefois, pour rester exact, il est bon d'ajouter quelque peu d'alcoolisme aux émanations oxycarboniques incriminées [1].

1. Voir Dr E. Monin, *l'Hygiène du travail*, page 206 et *passim*.

CHAPITRE XVIII

La paralysie générale. — Maladie du siècle. — Mégalomanie. — Description du délire des grandeurs.

La forme morbide de maladie mentale dont les progrès actuels sont les plus effrayants est, sans contredit, la paralysie générale. Plusieurs orateurs autorisés ont insisté sur cet accroissement, au cours du dernier Congrès médico-mental de l'Exposition universelle. La paralysie générale est vraiment la maladie du siècle, de même que la folie mystique ou religieuse était la psychose de prédilection pendant ce long passé morbide, *ces mille ans d'inhumanité* (Michelet) que l'on appelle le moyen âge. La paralysie générale frappe, en pleine sève, les hommes de trente-cinq à quarante ans, robustes et bien nourris, dont les centres intellectuels sont dans un état d'émoi permanent. Les savants, les littérateurs, les artistes, sont fréquemment victimes de cette maladie. Les excès vénériens, la congestion habituelle des centres nerveux (cuisiniers, chauffeurs); les coups sur la tête, les fièvres graves, qui portent leurs complications sur les centres nerveux; l'usage excessif des boissons alcooliques, sont également à incriminer.

Chacun sait que le trouble mental qui caractérise la paralysie générale, c'est le *délire des grandeurs*. Il est rarement logique et coordonné, mais plutôt diffus, incohérent, contradictoire, sans apparence de conséquence dans les idées. Il s'accompagne ordinairement de troubles dans les mouvements de l'écriture: la main hésite et tremble. La bouche, les lèvres, et surtout la langue, sont affectées d'ondulations fibrillaires qui viennent gêner singulièrement la parole, et ne contribuent pas peu à compléter cette expression spéciale d'abrutissement que présente le malheureux aliéné. Les lésions de l'écorce cérébrale se manifestent, ensuite, par la perte de mémoire, l'indécision dans la marche et dans les mouvements, l'inégalité des deux pupilles, et d'autres symptômes appréciables seulement au médecin.

Cependant, les idées ambitieuses augmentent; la démence du *moi*, l'exaltation exubérante de la personnalité s'élargit : les idées les plus absurdes de gloire et de spéculation prennent corps dans

l'esprit du malheureux malade. Il est pape, roi,
empereur, grand poète, grand peintre ; il est tout
ce qu'il veut, ou plutôt tout ce que veut l'orgie
de sa sphère d'idéation en délire.

Le délire des grandeurs, délire ambitieux, délire
de satisfaction, etc., est connu de toute antiquité :
la plus ancienne observation remonte à Héra-
clide, qui nous décrit, sous le nom d'histoire du *Fou
du Pirée*, un homme qui était sans cesse sur le port
d'Athènes, et croyait que tous les vaisseaux du port
lui appartenaient. La caractéristique de la *mégalomanie* est, en effet, selon Foville, l'exagération maladive de tout ce qui se rapporte à la personnalité.
Les malades vantent leur beauté, leur richesse, leur
esprit, d'une manière si orgueilleuse et si empha-
tique qu'elle excite le rire chez les médecins les
plus sérieux. Nous avons reçu dernièrement une
lettre de vingt pages, dans laquelle un fou nous
décrivait, avec le luxe de l'imagination la plus
orientale, les beautés variées et extraordinaires
de ses appartements ; or, l'auteur de la lettre habi-
tait, sous les toits, un misérable taudis. C'était un
ancien officier, qui avait possédé une grande fortune et était réduit, par suite de spéculations
malheureuses, à la misère la plus noire. Il présentait le vrai type du délire des grandeurs :
auteur, disait-il, d'inventions merveilleuses dans

toutes les branches d'industrie, il parlait toutes les langues ; il était musicien, poète, candidat à l'Académie française ; il possédait soixante millions de rente, il accablait de lettres le président de la République qui occupait injustement sa propre place; il se croyait inspiré et fils de Dieu, etc., etc. Il est aujourd'hui à Bicêtre, dans la section des gâteux...

Tantôt le délire des grandeurs est une folie partielle et systématisée, avec prédominance ambitieuse et orgueilleuse, tantôt il est illogique et diffus, incohérent ; dans ce dernier cas, il est un symptôme de début de la paralysie générale. Dans le premier cas, il est curable quelquefois ; dans le second cas, il aboutit fatalement à la paralysie, à l'apoplexie, ou au gâtisme, mais toujours à la mort.

Les nations civilisées ont, avons-nous dit, le privilège de la folie; les villes populeuses sont les plus atteintes, et, dans ces villes, les classes les plus élevées. Cette loi est surtout visible pour le délire des grandeurs, qui reconnaît pour causes l'hérédité, l'ambition, les déceptions, le luxe, les convoitises, les excès, les désordres, les crises industrielles et financières. Les enfants naturels sont souvent atteints du délire ambitieux, portés qu'ils sont, dit Foville, à se créer des généalogies imaginaires. L'existence plus régulière et plus sédentaire de la femme, et surtout la fréquence chez elle de l'hystéro-épilepsie, la mettent, jusqu'à un certain point, à l'abri du délire des grandeurs.

Ce délire est le plus fréquent de trente à quarante-cinq ans, période du maximum d'activité physique et morale. Mais il n'est pas rare après cet âge. On reconnaît que le délire est sous la dépendance de la paralysie générale, quand il est enfantin, contradictoire et dépourvu de logique, et qu'il s'accompagne de troubles dans les mouvements, dans l'écriture, dans la vision; la main est hésitante; la bouche, les lèvres et surtout la langue sont affectées de tremblements et d'ondulations fibrillaires qui gênent singulièrement la parole et lui impriment un cachet significatif.

On conçoit que le traitement du délire ambitieux soit très complexe et difficile à exposer ici; il varie, d'ailleurs, selon les individualités et selon les formes morbides. En tout cas, l'isolement en est la base, et, si le délire est curable, il guérit lorsqu'on arrache le délirant à son milieu, pour le soumettre aux douches, aux calmants et à une direction médico-psychologique particulière.

Quant au traitement préventif du mal, il consiste dans la diffusion et dans la vulgarisation des données de l'hygiène physique et morale, ainsi que dans la juste solution des éternels problèmes économiques et sociologiques. Car, ainsi que l'a éloquemment exprimé Benjamin Ball, la paralysie générale, d'où dérive le plus souvent le délire ambitieux, « est un tribut prélevé par les dieux jaloux sur les civilisations trop avancées et qui se sont trop écartées du calme primitif ». Hélas ! il est certain qu'au point de vue cérébral, nous étions mieux quand nous étions pires !

Lorsque le délire des grandeurs est sympto-matique de la paralysie générale, cette maladie, essentiellement progressive, ne tarde pas à pour-suivre, d'ailleurs, sa marche funeste. Après cette période d'excitation, apparaît, inévitable, celle de dépression et de déclin : la destruction des élé-ments nerveux du cerveau amène finalement la paralysie plus ou moins complète, le marasme, le gàtisme et la mort. La durée totale de la mala-die est ordinairement de trois ou quatre ans. Lorsqu'elle est confirmée, la médecine est impuis-sante ; mais on peut avoir une prise certaine sur les prodromes de la paralysie générale, si l'on sait, à temps, les reconnaître et les soigner. Du reste, ces prodromes sont, parfois, très longs et entrecoupés de rémissions multiples.

CHAPITRE XIX

De la démence sénile.]

Il y a bien des variétés de troubles mentaux pouvant assiéger les vieillards. Mais l'on décrit, habituellement, sous le nom de *démence sénile* cet état de loquacité incohérente et maniaque, avec rabâchage des faits anciens, coïncidant avec la perte, *couche par couche*, de la mémoire (Rouillard), le souvenir des faits récents faisant constamment naufrage le premier. Comme exemples historiques curieux d'amnésie sénile, on cite ceux de Newton et de Walter Scott, qui avaient entièrement oublié leurs œuvres. A côté de la mémoire, la volonté s'affaisse aussi, avec l'insénescence ; l'émotivité augmente, les pleurs coulent facilement ; et cette *sensiblerie* exagérée est parfois un indice de ramollissement cérébral confirmé.

Mais la folie de la vieillesse est indépendante d'une lésion anatomique particulière. Elle a sa physionomie névropathique. Vous savez tous, lecteurs, comment, dans la vieillesse, l'intelligence, surmenée et affaiblie, s'affaisse fréquemment. Le vieillard devient exclusif, routinier ; ses idées sont diffuses et contradictoires, sa volonté est boiteuse. Souvent, il est véritablement *dément*, et, avant de tomber (comme on dit) *en enfance*, il se laisse volontiers aller à des conceptions délirantes ; la tristesse, l'hypocondrie, le délire des persécutions, les hallucinations sensorielles, précèdent ainsi le ramollissement et le marasme de la fin. Dans cette situation, la responsabilité morale disparaît ordinairement, la volonté est assoupie, la conscience est en enfance également, si l'on peut dire ; le sentiment du devoir, la notion du bien et du mal disparaissent. C'est à la démence sénile qu'il faut rapporter ces attentats aux mœurs, si fréquemment commis par des vieillards, et cette lubricité de l'âge avancé, dont Catherine de Russie nous offre, dit le professeur Ball, le plus frappant exemple historique :
« Catherine se donnait régulièrement aux plus beaux hommes de l'armée russe. Cette nouvelle Messaline était entourée d'une garde d'honneur composée de femmes, auxquelles on donnait le

nom caractéristique d'*éprouveuses,* et dont les
fonctions consistaient à s'assurer de la vigueur
du candidat. »

On observe aussi fréquemment, chez les vieillards déments, la manie du vol : Ball cite, entre
autres, un vieux médecin volant les tabatières de
tous ses clients ; un pasteur volant toutes les
Bibles qu'il trouvait à sa portée, etc.

Voilà la démence sénile.

Charpentier, le jeune et savant médecin de
Bicêtre, décrit aussi des troubles mentaux survenant dans la sénilité précoce, c'est-à-dire celle
qui survient avant l'âge de la vieillesse vraie.
Vous connaissez, n'est-ce pas ? ces individus de
quarante à cinquante ans qui en paraissent facilement soixante ou soixante-dix : leur peau est
terreuse, ridée et sèche, leurs cheveux sont rares
et blanchis, leurs dents absentes, leur fonctionnement organique est affaibli. La phtisie, le
cancer, l'albuminurie, les maladies du cœur, la
scrofule ancienne, l'alcoolisme, le saturnisme, le
morphinisme, etc., mènent fréquemment à cet
état de vieillesse prématurée, fertile en délires et
en troubles cérébraux variables : mélancolie,
hypocondrie anxieuse, *peur de tout* (panophobie).
Charpentier signale surtout, parmi ces sujets,
les individus du sexe féminin qui ne veulent pas,

qui ne savent pas vieillir : « Le moindre pli au visage, la moindre décoloration du système pileux, la moindre altération des formes, les émeut et les plonge dans l'inquiétude et l'hypocondrie... Ces sujets obsèdent le médecin par leurs craintes multiples, mobiles et variées, et par leurs supplications importunes pour faire disparaître les effets prématurés du temps. »

Conclusion : il faut apprendre à savoir vieillir, puisque vieillir est encore, comme le disait Auber, la seule méthode que l'on ait trouvée pour vivre...

CHAPITRE XX

Autrefois, on ne parlait guère des troubles intellectuels chez les enfants. Notre civilisation a changé tout cela : le surmenage psychique et la prématuration éducative se sont chargés de faire éclore, sous des crânes à peine ossifiés, les idées délirantes les plus caractéristiques. La dégénération héréditaire aidant, il n'est plus absolument rare, aujourd'hui, de constater, dès la tendre enfance, les hallucinations terrifiantes, le somnambulisme, les idées de suicide et d'homicide, la démence morale, les perversions mentales et affectives de tous ordres.

La folie chez les enfants a été fort bien étudiée par notre savant collègue P. Moreau, de Tours[1].

---

1. *La Folie chez les enfants* (J.-B. Baillière, éditeur).

Depuis que l'illustre Morel, ce Darwin de l'aliénation, a démontré la genèse de la folie, on
conçoit comment l'hérédité nerveuse sème le
germe de la démence jusque dans les berceaux.
Les descendants d'alcooliques, les enfants nés au
milieu des guerres et des troubles civils (*enfants
du siège*, étudiés par Legrand du Saulle), les sujets
issus de névropathes et d'épileptiques, ou élevés
dans des milieux propres à susciter la contagion
imitative : voilà de la bonne graine de fous ! L'éducation mal comprise, les impressions violentes
sur un cerveau sensible et peu résistant, les exagérations mystiques de l'enseignement religieux,
les excès dans l'étude et l'abus des examens
fournissent les causes morales les plus fréquentes.
La dépravation sexuelle précoce, en avançant la
crise de la puberté, qui est (on le sait) si redoutable pour les *dégénérés*, provoque fréquemment
aussi l'explosion des troubles psychiques. Parmi
les causes occasionnelles, citons : l'insolation ou
coup de soleil, l'empoisonnement par l'alcool,
la belladone, le tabac ; la dentition difficile, la
pellagre en Italie, etc. La phtisie, la scrofule, le
rhumatisme, l'anémie extrême semblent aussi
des causes prédisposant à la folie dans le jeune
âge. Parmi les maladies aiguës qui assiègent la
première enfance, on comprend très bien éga-

lement que la méningite, l'hydrocéphalie, les
fièvres graves, en lésant profondément le système
nerveux, puissent éveiller des troubles psychiques. Quant aux engorgements abdominaux,
vers de l'intestin, traumatismes violents, etc.,
s'ils font naître les troubles psychiques, c'est à
la faveur d'une action réflexe que favorise la
fragilité névropathique de l'enfant, cet être inhar-
monique qui vibre à tout.

Que l'hérédité se trouve en présence d'un autre facteur capable de jouer, vis-à-vis de l'aliénation, le rôle d'agent provocateur ; — et l'état
vésanique est irrémédiablement créé. C'est ainsi
qu'un jeune et savant aliéniste, le docteur Le-
grain (un nom prédestiné, cher confrère !) vient
de démontrer combien l'eau-de-vie est la grande
entreteneuse de la dégénération psychique. Tout
buveur responsable est un déséquilibré, dont
les habitudes sont fréquemment expliquées par
les tares morbides héréditaires. Les enfants
d'ivrognes sont fréquemment et d'une manière
précoce des alcooliques impulsifs. Leur cerveau ne présente qu'une résistance insignifiante
au délire, à la folie et au naufrage de toutes
les idées saines. C'est ce qu'avaient déjà pres-
senti Lycurgue, défendant le vin aux nouveaux
époux, et Plutarque, ainsi traduit par notre vieil

Amyot : « Yvrongne n'engendre rien qui vaille.»

Les tics nerveux, bâillements, hoquets spasmodiques, rires convulsifs ; les terreurs, excentricités ; les aberrations de la sensibilité, la jalousie
extrême, la colère, la tendance à l'alcoolisme,
sont loin d'être rares dans l'enfance. Ce sont des
états particuliers du système nerveux placés,
pour ainsi dire, sur les confins de l'aliénation
mentale. Qui oserait nier que le suicide des enfants ne soit point, neuf fois sur dix, causé par
une impulsion maniaque irrésistible ? L'homicide
et l'incendie commis par de jeunes sujets, et dont
les journaux rapportent, hélas ! de trop fréquents
exemples, ne sont aussi le plus ordinairement
que des modalités de la folie infantile.

Chacun sait, pour en avoir vu des exemples,
l'étrange facilité avec laquelle apparaissent les
hallucinations des sens chez les enfants. La folie
raisonnante, le mensonge instinctif et impulsif,
qui a devant les tribunaux de si graves conséquences, sont évidemment aussi bien plus communs, dans le jeune âge, que la folie systématisée et les accès de manie dus à l'exaltation
psychique. Au contraire, la dépression mentale
et l'hypocondrie sont des formes plus communes,
parce qu'elles tiennent de près à la faiblesse et à
simplicité d'esprit, tristes apanages de l'enfance.

Enfin, les troubles mentaux peuvent être sous la dépendance de l'hystérie, de l'épilepsie et de la chorée. Les épidémies psychiques, fréquemment décrites chez les adultes, existent également dans l'enfance : le docteur P. Moreau nous rappelle, dans son livre, ces étranges croisades d'enfants, qui surgirent du xi⁰ au xiii⁰ siècle, pour la conquête des lieux saints, — et notamment le mouvement suscité, en 1212, par le berger Étienne, de Cloyes (Eure-et-Loir), imité bientôt en Allemagne par un garçon de 10 ans, nommé Nicolas. Plus de 50 000 enfants de 10 à 15 ans partirent ainsi pour Jérusalem, au printemps de 1212; décimés par la faim et la fatigue, 7 000 seulement atteignirent Gênes et Marseille, d'où quelques-uns furent conduits en Palestine... mais pour y être vendus comme esclaves aux Sarrasins. L'histoire à jamais maudite de nos guerres de religion n'est point sans enregistrer nombre de faits analogues : certains écrivains vont jusqu'à prétendre que les enfants des calvinistes français avaient prophétisé jusque dans le sein de leur mère !

On peut rattacher à ces épidémies psychiques l'épidémie de démonopathie décrite par Jean Wier, en 1566, sur les enfants trouvés d'Amsterdam; et celle qui éclata en 1609, dans le Labourd (Basses-Pyrénées). Les enfants possédés et convulsionnaires ne sont (est-il besoin de le dire?) autre chose que des enfants fous, délirant en commun...

Les enfants *prodiges* fournissent aux asiles d'aliénés un redoutable contingent, lorsqu'ils ne meurent pas, prématurément, de débilité générale ou de maladies du système nerveux. Ce fait brutal trace à l'hygiéniste et au pédagogue le devoir strict d'éviter à l'enfant tout surmenage intellectuel. Plus l'enfant est précoce et apte à saisir les matières de l'enseignement, plus il faut savoir respecter son cerveau encore à l'état de formation. Si l'on s'écarte de cette ligne de conduite, on développera bientôt, sur un terrain préparé déjà et comme ensemencé par l'hérédité morbide, des accidents nerveux et des troubles psychiques irrémédiables. Tous les philosophes et tous les aliénistes s'élèvent en chœur contre l'aveugle vanité des parents, qui développent à l'excès le cerveau de leurs enfants, et qui, pour la pure satisfaction de leur gloriole, encouragent sans repos les dispositions intellectuelles de leurs enfants, alors que ces dispositions auraient plutôt besoin d'être sagement refrénées. Un enfant prodige est déjà un aliéné en puissance: il porte en lui le stigmate de la dégénérescence psychique.

10

Au lieu de chercher à éprouver sa force de résistance par des exercices auxquels un cerveau valide succomberait parfois, éloignez au contraire du pauvre petit être, et cela systématiquement, tout ce qui pourrait exalter ses tendances latentes du côté de l'aberration mentale.

C'est pour cela que l'hygiène approuve sans réserve toutes les réformes proposées dans les établissements scolaires pour simplifier les programmes d'études, augmenter le temps des récréations et de l'entraînement physique, accroître la durée du sommeil des enfants, etc. Ce n'est pas dans l'âge tendre qu'il faut procéder à une culture intensive de l'esprit. Nous félicitons l'école Monge de l'avoir récemment compris ; le directeur de cette école (justement considérée, à l'étranger, comme un modèle d'école hygiénique) vient de prendre l'initiative d'augmenter de *trois heures par jour*, en une seule séance, le temps consacré aux promenades et aux exercices physiques... Cette décision est plus méritante encore qu'elle n'en a l'air, en ces temps routiniers où personne n'ose passer de la parole aux actes ! Tout le monde sent, en effet, le besoin d'une réforme radicale dans le système d'éducation des enfants : personne n'avait encore voulu, jusqu'ici, réduire de quelques heures la torture

cérébrale chronique, infligée à de jeunes organismes qui ont soif, avant tout, d'air et de mouvement.

Pitié pour l'enfance! Accordez-lui enfin un
peu plus de quiétude dans l'âme et de mouvement dans le corps! Rendez-lui obligatoire et
agréable l'exercice, en multipliant pour elle les
jeux en plein air, ces contrepoisons si efficaces
de la névropathie [1].

1. Voir Dr E. MONIN, *la Santé par l'exercice*, O. Doin, 1889.

CHAPITRE XXI

L'idiotie, ses degrés, sa description sommaire. — Ses causes. — Idiots, imbéciles et crétins.

Esquirol a merveilleusement défini les différences qui séparent le fou de l'idiot : « L'homme en démence, écrit-il, est privé des biens dont il jouissait autrefois : c'est un riche devenu pauvre. L'idiot a toujours été dans l'infortune et la misère. » Toutes les causes de dégénérescence (syphilis, alcool, paludisme) donnent naissance à ces produits abâtardis dont les hospices et les asiles offrent de si déplorables échantillons.

L'idiot est, en somme, l'expression la plus tangible de cette déviation péjorative de l'humanité que nous avons décrite, au chapitre XII, sous le titre de : *Les dégénérés*. Il ne pense et il n'agit que par autrui ; dépourvu d'imagination et d'esprit généralisateur, l'idiot est un être passif, rudimentaire, dont la débilité mentale rend l'internement habituellement nécessaire et l'éducation fort difficile.

Causée par un arrêt de développement des facultés intellectuelles, qui restent à l'état incomplet ou rudimentaire, l'idiotie peut être congénitale ou survenir dans le bas âge. De plus, elle comporte plusieurs degrés, dont le degré supérieur est constitué par cet état particulier appelé *imbécillité*. Les imbéciles sont des êtres inférieurs sous le rapport des sens, des perceptions, des instincts ; mais, comme le font remarquer de nombreux aliénistes, ils ne diffèrent pas sensiblement de certains individus qui passent pour être sains d'esprit ; ils manquent surtout de spontanéité et d'initiative, de suite dans les idées et d'ordre dans le langage.

Les idiots véritables sont inférieurs à la brute ; ils ne possèdent que les fonctions végétatives, et principalement celles de la digestion ; leurs organes des sens sont souvent atrophiés ; aucun éclair d'intelligence ne brille chez eux. Chez ces malades, le cerveau est toujours le siège de lésions, et tout décèle, pour un œil exercé, l'atteinte profonde qu'a subie l'organe de l'intelligence. La figure est épaisse, le nez épaté, rouge ; les joues pendent ; les yeux ne sont pas symétriques ; le

front fuit, ainsi que le menton, ce qui rapproche
les idiots des singes. Leur physionomie est le
siège de tics bizarres, de mâchonnement continuel; leurs dents sont mauvaises et mal plantées,
leurs oreilles épaisses et informes, écartées du
crâne.

Parmi les facultés intellectuelles, la mémoire
est, chez eux, celle qui fait le moins souvent
naufrage, ce qui semble corroborer ce caractère
d'infériorité que nous avons infligé[1] à cette qualité mentale. En outre, Esquirol a insisté sur
l'étrange aptitude que la plupart des idiots montrent pour la musique.

Chez les idiots, la parole est toujours troublée,
souvent nulle; les sentiments moraux sont ab-
sents, ou, ce qui est plus grave, ils sont pervertis;
les idiots sont menteurs, voleurs, incendiaires,
lubriques, etc. Enfin, ils sont fréquemment en
proie à des convulsions, des contractures, des
paralysies...

Les idiots les plus dangereux sont ceux auxquels il reste une ébauche d'intelligence. Ceux-
là sont paresseux, voraces, méchants, cruels. On
a vu, dit A. Voisin, un idiot égorger un homme
par esprit d'imitation : cet idiot avait vu égorger

---

1. Voir les *Propos du docteur*, page 127.

un animal de boucherie! Les idiots même supérieurs, les imbéciles ou simplement les arriérés
sont également dangereux, à cause de leur ma-
lice et de leur absence de raisonnement. A. Voisin cite, à ce propos, l'exemple d'un arriéré qui,
chaque matin, lorsque sa mère était encore au
lit, s'amusait à sauter à pieds joints sur le ventre de celle-ci; il montait sur les marbres des
cheminées et sautait à terre, déplaçait tous les
meubles, démontait et remontait les pièces d'un
réveille-matin.

Quelles sont les causes de l'idiotie? Elles peuvent tenir soit aux ascendants du sujet, soit au
sujet lui-même. On a accusé les mariages con-
sanguins de produire des enfants idiots; nos lecteur savent ce qu'il faut penser de cette cause,
qui n'agit sur la détérioration de l'espèce qu'en
exagérant les vices organiques des parents et en
élevant, pour ainsi dire, l'hérédité à sa plus haute
puissance[1]. On peut considérer les unions consan-
guines comme un engrais qui féconderait puissam-
ment chez le produit tous les mauvais germes des
conjoints producteurs. C'est donc à la faiblesse
intellectuelle des parents, à leur nervosisme, à
leur folie, à leurs affections cérébrales et aux

1. Voir docteur E. MONIN, l'Hygiène des sexes.

diathèses qui favorisent ces affections, que l'on doit attribuer la production de l'idiotie. Les maladies de la femme enceinte, ses impressions morales vives, surtout lorsque ces causes agissent au début de la grossesse, peuvent retentir également sur le produit et causer sa dégénérescence cérébrale. Quant à l'alcoolisme, personne ne met en doute sa funeste action sur la descendance : nous avons longuement développé cette question dans nos études sur l'alcool.

Les causes qui tiennent au sujet lui-même sont : le défaut de soins, l'absence d'hygiène, les chutes sur la tête pendant la première enfance ; les convulsions, les affections cérébrales, l'épilepsie, la fièvre typhoïde, etc. ; enfin, le crétinisme, qui sévit d'une manière endémique et s'accompagne généralement de goître [1].

Le crétin possède un *facies* bouffi et abruti particulier. Son nez est épaté ; et ses chairs flasques et flétries ont l'aspect ridé de l'insénescence précoce. De plus, les sens, et notamment celui de l'ouïe, sont très altérés chez le crétin, qui est habituellement dégoûtant et lascif, et très porté vers l'onanisme.

Il était nécessaire, croyons-nous, pour un ins-

---

1. Voir docteur E. MONIN, *Maladies épidémiques* (le goître).

tant du moins, de ramener les yeux des cher-
cheurs vers ces bêtes humaines, vers ces êtres
misérables et dégradés, expression perfectionnée
de la dégénérescence de notre pauvre espèce;
afin que la vue de leur déchéance et de leurs angoisses excite, en faveur de ces tristes produits,
les mouvements favorables de l'opinion; que
l'on multiplie pour eux les asiles, les hospices,
et les méthodes d'éducation et de perfectionnement. De cette manière, on ne pourra plus dire
que ce qui distingue l'homme de la bête, c'est la
Société protectrice des animaux; mais on pourra
répéter le mot si profond d'Eusèbe de Salles :
« L'albinos et l'idiot sont deux sentinelles placées
en permanence aux deux extrémités de la famille
humaine. L'albinos console le nègre en lui faisant entrevoir la régénération; l'idiot tempère
l'orgueil du blanc par la menace de décadence. »

CHAPITRE XXII

Folies avec conscience. — Obsessions des dégénérés. — Les demi-fous. — Douteurs, onomatomanes, compteurs, coprolaliques, migrateurs, érotomanes. — Jaloux, extravagants, sordides, processifs. — Les aberrations du sens génésique : les invertis.

Autrefois, on n'admettait guère la folie avec conscience. Mais aujourd'hui, on est bien forcé de reconnaître qu'il existe certaines formes d'aliénation mentale, dans lesquelles les malades reconnaissent parfaitement la nature anormale des phénomènes qu'ils éprouvent, mais sans pouvoir parvenir à s'en débarrasser. C'est sur ces *obsessions* intellectuelles, émotives et instinctives, véritables impulsions morbides dominant la volonté, que M. le docteur Falret insistait récemment, au Congrès de médecine mentale.

Citons, comme exemples communs : la recherche obstinée des mots, la crainte d'un couteau, d'une fenêtre, la terreur des espaces ouverts ou fermés, le besoin de répéter mentalement certains mots ou certaines phrases, etc. Les obsessions intellectuelles sont ordinairement héréditaires, périodiques, rémittentes; elles s'accompagnent d'angoisse et de lutte intérieure, ne présentent jamais d'hallucinations et n'aboutissent jamais à la démence.

Le docteur Magnan (nos lecteurs le savent) considère ces états d'esprit comme les stigmates mentaux d'une tare nerveuse de famille; la déséquilibration se montre, alors, de bonne heure. La *folie du doute* est l'expression la plus commune de cet état psychique des *dégénérés*. Les malades remâchent sans cesse les mêmes idées et les mêmes actes; ils se font des questions sur tout; ont des scrupules insensés à propos de tout [1]. Si c'est un médecin, il doute des ordonnances qu'il a écrites et il envoie plusieurs fois les rechercher, dans la crainte d'avoir commis des erreurs, etc.

Nous coudoyons à chaque instant, dans la vie, de ces sujets timorés, perpétuellement inquiets, en proie, selon le mot de Ball, à une sorte de

---

1. Exemples : pourquoi les hommes ne sont-ils pas grands comme des maisons? pourquoi n'y a-t-il pas deux lunes?

prurit cérébral continu. Nous les connaissons, ces *compteurs*, sans cesse préoccupés de calculer le nombre des objets. Ce sont eux qui envoient, par exemple, aux journaux, leurs phrases soi-disant prophétiques (aux époques des grands événements politiques ou autres), pour nous prouver, par exemple, que : 1889 égale *Boulanger sera vaincu*. Nous connaissons tous de ces émotifs, qui marchent soigneusement entre les raies d'un plancher, ou font le vœu de toucher du doigt tous les poteaux à gaz ou tous les boutons de portes ; ils sont pris d'une anxiété intense lorsqu'ils ne peuvent satisfaire leur manie.

Ici, le *délire du toucher* coïncide avec la folie du doute et contribue à l'obsession morbide et à l'état mélancolique de ces malheureux, dont bientôt l'existence devient aussi insupportable à leur entourage qu'à eux-mêmes. Certaines formes d'impulsions au vol ressortissent à des obsessions morbides de cette nature ; et c'est parce que ces obsessions sont véritablement irrésistibles que la responsabilité humaine n'est, alors, plus en cause ou est terriblement atténuée.

C'est, à coup sûr, une bien intéressante galerie que celle des excentriques, des déséquilibrés, des fous raisonnables ou lucides, dont la personnalité morale est irrégulière et étrange, dont les actes sont bizarres et extravagants souvent, au suprême degré.

Parmi ces demi-fous, les plus fréquents, à coup sûr, sont les sujets obsédés par un doute perpétuel, rumination psychologique constante sur Dieu, la création, l'éternité, la mort, etc. Ces malades se parlent constamment à eux-mêmes et sont les jouets incessants des mêmes idées. Leur bizarre délire parfois réside dans la crainte du contact de certains objets : argent, épingles, animaux ; ou au contraire dans le besoin irrésistible de certains contacts, celui de toucher des choses malpropres, principalement. Écoutez cette observation du docteur Cullerre : « Une jeune fille se marie à un jeune homme fort élégant, titré. Huit jours ne s'étaient pas écoulés, et la nouvelle épouse avait découvert que M. le comte employait ses matinées et donnait tous ses soins à faire des boulettes avec ses excréments et à les aligner par ordre de grosseur, sur le marbre de sa cheminée, devant sa pendule ! »

Une obsession bizarre et assez fréquente, est celle que Magnan et Charcot ont décrite sous le nom d'*onomatomanie*. Elle consiste dans la recherche angoissante du mot, l'impulsion à le répéter, l'influence funeste ou préservatrice de certains mots, etc. A côté de cette manie prennent

11

place la *coprolalie* ou besoin irrésistible de prononcer des mots orduriers, et l'*arithmomanie*,
manie de compter ; viennent aussi les *scrupu-
leux*, les *timorés*, les *érotomanes*, du genre de ce
page, muet amoureux de Marie Stuart, qui fut
trouvé à trois reprises couché sous le lit de la
reine et qui, mené à l'échafaud, mourut en souriant et disant : « Cruelle dame ! »

Les excentriques migrateurs (qui ont un besoin
irrésistible de locomotion et se distinguent par
une instabilité mentale et physique de tous les
instants) comprennent : les aliénés réformateurs,
inventeurs, civilisateurs, et les hallucinés qui se
figurent échapper par la fugue à leurs ennemis
imaginaires.

Une autre variété de cérébraux, ce sont les
jaloux, que vient d'étudier très finement le
docteur A. Dorez. La jalousie morbide (cette
passion si cruelle lorsqu'elle éclate comme dans
Othello et dans *Zaïre*) est un état mental pathologique qui s'implante, peu à peu, dans l'âme de
celui qui aime. Bientôt, il interprète dans le sens
de sa manie les événements et les faits les plus
insignifiants. Persécuté, il devient persécuteur ;
il menace, il outrage, il frappe, il tue. Mais tous
ses actes sont empreints d'un parfum de déséquilibration mentale des plus manifestes ; ses idées

sont exagérées jusqu'au délire, erronées jusqu'à l'hallucination. Si la jalousie morbide, comme l'a décrite le grand Will, n'est point précisément la folie, elle se tient sur cette ligne indécise qui trace les confins de la raison et de la déraison... A côté de la jalousie, nous sommes tenté de placer aussi l'envie, ce « monstre aux dents de rouille » dont parle Ovide, qui s'y connaissait [1].

Les extravagants et les sordides, les orgueilleux et les dissipateurs côtoient, également, la folie, de plus près qu'on ne pense. Comment appeler cet individu cité par Trélat, qui commandait vingt pantalons à la fois et possédait trente paires de lunettes, qu'il posait sous son lit en guise de pantoufles? La manie de la noblesse et des usur-pations de titres; l'idée fixe et utopique de l'in-vention sont également proches parentes de l'aliénation mentale. Le persécuté héréditaire, qui se pose en victime et devient ensuite le pire des persécuteurs, est un être moitié fou, moitié pervers, dont tous les journaux ont relaté un exemple récent. Le persécuté-persécuteur choisit une victime et la poursuit avec un acharnement inouï. Le délire processif ou folie de la chicane est aussi une assez fréquente variété de manie

1.   ... Livent rubigine dentes.

(*Metamorphoseón*, II, 776.)

raisonnante : les fous procéduriers ne font aucune concession, et gaspillent jusqu'au dernier sou, pour sacrifier à leur orgueilleuse aberration mentale, à leur irrésistible appétit de justice !

Les impulsions au suicide, au vol, à l'incendie, à l'homicide, les idées fixes de réformation, de religion nouvelle; les antipathies irrésistibles et sans prétexte : toutes ces anomalies mentales se tiennent sur les frontières de la folie. Henri III avait la terreur des chats, Tycho-Brahé celle des renards, le duc d'Épernon celle des levrettes, Erasme celle du poisson. Scaliger pâlissait à la vue du cresson, et Bayle tremblait à la vue d'une chute d'eau. Zimmermann cite des femmes qui ne pouvaient entendre le froissement de la soie, toucher le duvet velouté d'une pêche, etc. Toutes ces observations ressortissent à la démence, ou tout au moins, comme le disait Erasme, à l'embrouillamini des registres encéphaliques !

Citons enfin, pour mémoire, les innombrables cas d'aberration génitale.

Les anomalies de l'instinct sexuel sont d'autant plus fréquentes, chez les dégénérés, qu'elles sont loin de constituer des raretés, même chez les êtres bien équilibrés et nullement suspects d'hérédité nerveuse. La dépravation sexuelle précoce, l'exagération des appétits génitaux ou, au contraire, la frigidité et l'impuissance, sont loin d'appartenir toujours au domaine de l'aliénation. Mais les pervertis sexuels, les *invertis* qui recherchent leur propre sexe ; ceux dont l'aberration mentale a besoin, pour susciter les aptitudes génésiques, d'évoquer, par exemple, un bonnet blanc ou une bottine de femme ; les êtres bestiaux, les exhibitionnistes, les nécrophiles et *tutti quanti*, sont bien des aliénés, ou tout au moins des candidats à la folie. Aliénés, Tibère, Néron, Caligula, Héliogabale, dont les crimes sexuels dépassent les bornes de l'horrible ; aliéné, le maréchal de France Gilles de Rays, qui viola et occit plus de huit cents enfants, et écrivait au roi de France qu'il était irrésistiblement poussé à violer et occire le dauphin ; aliéné, le divin marquis de Sade, qui mourut à Charenton...

Les Allemands, qui comptent, paraît-il, parmi eux, de nombreux cas d'*inversion sexuelle*, ont imaginé une ingénieuse théorie, pour expliquer la déviation mentale instinctive, mais obscène, de ces détraqués. L'âme, disent-ils, pénètre dans le corps au 40ᵉ jour de la vie intra-utérine (Numantius) ; mais parfois, Dieu se méprend et envoie une âme de femme dans un corps d'homme. De là, ce penchant physique de certains hommes pour leur propre sexe. Et les casuistes ajoutent

que, leur amour étant une manifestation physiologique, ne saurait donner lieu à aucune pertur-
bation de la santé. Quant à enfermer les *urningen*
(c'est le nom que Marx donne à ces *invertis*), ce
serait reculer « jusqu'à l'époque où la loi con-
damnait les sorciers et les hérétiques » !

CHAPITRE XXIII

De la nostalgie. — Son milieu de développement. — Ses symptômes. — Sa gravité extrême. — Son unique traitement efficace.

La nostalgie, mal du pays, mal du *retour* (*nostos*, en grec), est une névrose intellectuelle, affective, où domine le désir énergique et pressant de revoir le pays natal. C'est une sorte de folie partielle, une variété de mélancolie qui n'est, peut-être, que l'exaspération maladive de ce sentiment de nature : l'amour du foyer. Contrairement aux autres névroses, dont les ravages sont en raison directe de la civilisation, la nostalgie s'attaque surtout aux sujets simples et même primitifs, aux Bretons, aux Suisses, aux Corses, aux Bavarois, à tous les vrais paysans, nés en des villages isolés, au milieu de sites pittoresques et riants. Dans leurs âmes peu complexes, se sont profondément implantées des affections touchantes; éloignés de leur pays, ces individus vivent sans cesse avec elles. Incapables d'oublier leurs vieilles traditions, ils sont constamment en proie à cette passion inquiète du souvenir, et ce *ricordo del tempo felice* est bien, comme l'a exprimé Dante, la plus aiguë des douleurs, lorsqu'on est malheureux!

La nostalgie se rencontre principalement dans l'armée et la marine. Connue de toute antiquité, c'est elle qui rend Calypso inconsolable du départ d'Ulysse, possédé tout d'un coup de l'irrésistible désir de revoir son Ithaque. Dans la vieille France, les régiments des Suisses étaient célèbres pour leurs ardentes aspirations vers les beaux vallons de l'Helvétie : on fut obligé d'abolir dans ces régiments le chant national du *Ranz des vaches*, dont les accents réveillaient, chez ces montagnards, les souvenirs et les regrets de leur chère patrie, et amenaient de continuelles désertions. La nostalgie, d'ailleurs, était jadis assez souvent épidémique : on cite principalement l'épidémie qui décima, sous la Convention, l'armée de la Moselle, et celle du camp de Montreuil en 1803; pendant les interminables guerres du premier Empire, la contagion nerveuse du suicide et celle de la nostalgie furent assez fréquentes pour nécessiter plusieurs *ordres du jour*, — fort

curieux et littéraires, — de Napoléon lui-même.
A l'étranger, le mal du pays sévit surtout sur
les Écossais (*homes sickness*), les Bavarois (*heim-
weh*) et les nègres, ainsi qu'en témoignent les
naïves chansons de la Martinique et de la Guade-
loupe. En France, la Bretagne est de beaucoup
la province qui fournit le plus grand nombre de
nostalgiques; une grave épidémie de *mal du
pays* s'empara ainsi des mobiles bretons, durant
le dernier siège de Paris. La nostalgie atteint
très rarement les Méridionaux, dans l'armée;
leur caractère versatile réagit, en effet, aisément
contre les misères du sabre : chez le Marseil-
lais, la gaieté ne reprend-elle pas toujours le
dessus?...

Les symptômes du mal présentent généralement trois degrés : mais la marche en est parfois
très rapide, et susceptible même d'entraîner la
mort en quelques jours. Le sujet est, d'abord,
inquiet, taciturne, chagrin, en proie à une tristesse sombre, à un inexprimable découragement.
Son caractère devient aigre; il rêve constamment
à la terre natale; rien, en dehors de cette pensée,
ne saurait le divertir. Toutefois, il a honte de sa
faiblesse et garde ordinairement pour lui ses tor-
tures; il pousse de fréquents soupirs. Bientôt, cet
état de douleur morale entraîne une faiblesse, une

11.

lassitude physique marquées : c'est alors qu'interviennent les troubles de nutrition qui débilitent profondément le malade. L'appétit s'enfuit, et les aliments, pris de force, sont aussitôt rejetés. Le malade a la bouche ouverte et sèche, les yeux rouges, le regard vague et distrait : son teint est pâle, sa peau sèche. Secoué par de violentes crises de larmes, il se plaint de palpitations, de maux de tête, d'insomnie. A ce moment, ordinairement, surviennent la fièvre et l'amaigrissement, ainsi que la perte absolue des désirs génésiques. L'insomnie est, ou bien entrecoupée de cauchemars, qui présentent toujours à l'imagination du nostalgique son village natal. Parfois apparaissent aussi des idées délirantes, où dominent le désir lugubre du suicide et l'agitation du système nerveux troublé par l'idée fixe.

Et dulces, moriens, reminiscitur Argos!

Le *scenario* pathologique s'aggrave, en effet, jusqu'à la mort, qui survient au milieu d'un *coma* plus ou moins profond, d'un marasme plus ou moins prolongé : généralement, c'est la diarrhée ou l'oppression vive qui amènent la délivrance; et, dans ce dernier cas, on a affaire à cette forme étudiée par l'illustre Broussais sous le nom de *phtisie sèche des mélancoliques.* Parfois, enfin, le

sujet succombe avec des convulsions et des douleurs généralisées : dans ce cas, l'autopsie décèle
les lésions de la méningite ou de la congestion
des centres nerveux. En Algérie, la nostalgie a
souvent revêtu (surtout aux premiers temps de la
conquête), les formes fébrile et dysentérique.

Même au premier degré, et dans sa forme la
plus atténuée, le *mal du pays* est grave. Il ouvre
la porte à toutes les maladies, et notamment dispose le marin au scorbut et le soldat à la fièvre
typhoïde. Provocatrice de toutes les imminences
morbides, la nostalgie a singulièrement aggravé,
au dire de Desgenettes, la peste d'Égypte, dans
nos armées assiégeant Saint-Jean-d'Acre. Et combien d'autres fois les chefs militaires n'ont-ils
pas constaté, *de visu,* les déplorables effets de
cette perversion mentale persistante, que Balzac
définit une maladie de la mémoire physique! C'est
par le système nerveux qu'elle ruine les santés
les plus robustes, puisque c'est le système nerveux qui tient, pour ainsi dire, les rênes de tout
l'organisme animal.

Dans la nostalgie, le pays perdu n'est peut-être
pas la seule chose que l'on regrette. On regrette
souvent aussi les douceurs et les jouissances qu'on
y a goûtées, et que forcément l'on compare avec
l'amertume irrémédiable du présent. La haine

d'un métier est capable d'entraîner le *mal du pays,* qui est (disons-le) assez rare chez un expatrié *très heureux;* selon la très juste expression de Ch. Lasègue, « ce n'est pas son foyer que regrette le nostalgique, c'est la subordination qu'il veut fuir » ! L'examen rapide des conditions qui favorisent l'éclosion du *mal du pays,* viendra sûrement à l'appui de notre opinion. Le mal du pays atteint les exilés (Ovide), les émigrés malheureux (Alsaciens-Lorrains en Algérie), les détenus, les malades d'hôpitaux ; il sévissait violemment, au temps hideux de la traite des noirs, parmi les pauvres esclaves, qui se pendaient et se noyaient par milliers... Il est plus intense le soir que le matin, l'hiver que l'été. Dans le sexe féminin, où il est fort rare, du reste, il atteint les domestiques et les ouvrières, qui ont fui la campagne pour les grands centres. Dans l'armée, enfin, il est plus fréquent chez les fantassins que chez les cavaliers, exceptionnel chez les volontaires, et presque constant (à un degré quelconque) chez les jeunes recrues, victimes d'idiotes brimades...

Un vive distraction, un bonheur subit, des exercices violents, des consolations intelligentes, une bonne alimentation, peuvent avoir quelquefois raison de la nostalgie à son premier degré, alors que la réaction peut encore se faire. C'est à ce moment que la médecine est surtout office de cœur, et que notre parole la plus douce doit s'efforcer de pénétrer au fond de l'âme du malheureux nostalgique. Mais, le plus souvent, le traitement moral est aussi impuissant que le traitement pharmaceutique, et la guérison ne peut s'opérer que par le prompt retour au sol natal. Si l'on attend, l'organisme se détériore peu à peu, et le remède même du retour est devenu inutile. Presque toujours, d'ailleurs, la liberté morale est entamée, et le nostalgique est irrésistiblement poussé à déserter son régiment ou à s'évader de l'existence par le suicide !

« L'âme a son tétanos comme le corps », a dit Balzac.

Hâtons-nous d'ajouter que la nostalgie diminue tous les jours, dans l'armée, depuis l'époque où commença notre relèvement national. Cette heureuse diminution est due, d'abord à la multiplication des voies de communication, et surtout des voies ferrées ; ensuite, à la disparition des idiomes provinciaux, par suite de l'obligatoriété de l'instruction primaire. L'étude des langues et de la géographie, le service militaire égal pour tous, la prochaine et complète unification des mœurs et coutumes européennes, chasseront, un jour, dé-

finitivement la nostalgie du cadre des maladies.
Dans l'armée, sa rareté actuelle, chez nous, est
due aussi (il faut bien le dire) à l'introduction des
méthodes de travail et de douceur, et à la péné-
tration (fort lente, mais incontestable) des idées
démocratiques dans le milieu militaire. Ce sera
le grand honneur de la direction actuelle de l'armée, *d'avoir osé ne pas imiter* la discipline barbare
de nos ennemis, et essayé de rendre acceptables,
pour presque tous, les servitudes militaires, si
dures surtout à l'âge où, comme dit le poète,

Le chagrin semble un mot, et le bonheur un droit !

CHAPITRE XXIV

Le délire des persécutions. — Fréquence et gravité. — Hallucinations délirantes. — Tout persécuté vrai tue ou se tue. —
Le délire des persécutions chez les vieillards. — Les vieux
philanthropes. — Conclusions pratiques.

Voici ce que dit l'article 64 du Code pénal :
« Il n'y a ni crime ni délit, lorsque le prévenu
était en état de démence au moment de l'action. »
C'est le cas d'un grand nombre de criminels, dont
le désordre mental et les conceptions délirantes
suspendaient le libre arbitre au moment délictueux : ces criminels ressortissent d'ordinaire au
type du délirant persécuté.

Ce genre de folie est extrêmement commun, et
c'est, de beaucoup, celui qui cause le plus d'attentats
contre les personnes. Les statistiques de Legrand
du Saulle indiquent, en effet, que les persécutés
représentent un cinquième environ de la totalité
des aliénés du Dépôt de la Préfecture de police.

Le délire des persécutions n'est pas seulement dangereux : il est d'un pronostic redoutable. Car, si l'on a observé quelques améliorations ou rémissions, dans cet état mental, nous ne sachions point qu'on ait jamais enregistré une guérison vraie.

Le persécuté se présente, habituellement, avec les apparences extérieures d'une santé physique parfaite, rarement entrecoupée de symptômes nerveux comme ceux que l'on constate dans d'autres variétés de folie. Souvent même son état intellectuel n'offre rien d'anormal : comment se méfier d'un sujet bien portant, qui est simplement un peu triste, un peu soupçonneux, ou même susceptible et inquiet? Est-on vraiment un aliéné pour si peu de chose?...

Le persécuté sait, en effet, parfois, dissimuler avec une remarquable prudence les idées délirantes qui l'assiègent nuit et jour et les funestes angoisses dont son cerveau malade se trouve imprégné. Il est, d'ordinaire, assez intelligent pour se méfier de qui l'interroge et refouler les réponses qu'il se fait tacitement à lui-même. Son verbiage expansif ne commence à se manifester que trop tard : alors qu'il vient d'accomplir l'acte délictueux.

Comme la calomnie du Basilio rossinien, l'idée

de la persécution se présente d'abord sous la forme d'un *venticello* insignifiant. Peu à peu, cette chimère prend un corps; elle grossit tous les jours, s'intensifie, se systématise, *se cristallise,* suivant le mot de Falret, par un de ces *processus* lents, mais assurés, dont l'aliénation mentale est coutumière.

Bientôt s'ajoutent aux conceptions délirantes des hallucinations sensorielles, qui viennent chuchoter aux oreilles du pauvre fou le nom de son prétendu persécuteur, et il ne tarde pas à localiser sur une seule tête toutes les souffrances réelles ou imaginaires de sa vie. Les événements les plus insignifiants, les perversions les plus personnelles de sa sensibilité sont rapportés aux ennemis *qui lui en veulent.* Le délire se mélange, parfois, à ce moment, d'idées ambitieuses ou arrogantes, — d'une sorte d'*hypertrophie du moi,* suivant la formule de M. Ball. C'est alors, aussi, que le persécuté éprouve le besoin invincible d'exhaler ses plaintes, dans des correspondances aussi volumineuses qu'incohérentes adressées à la police, aux magistrats, aux personnages en vue. La Présidence et la Préfecture de police pourraient seules nous dire combien de lettres de ce genre elles reçoivent quotidiennement! Ces lettres, il nous semble que l'on devrait leur

accorder peut-être plus d'importance ; ils pourraient prévenir maintes catastrophes, si, plus
éclairés sur les dangers que présentent les fous
persécutés, ceux qui les reçoivent savaient, à
temps, éveiller sur leurs auteurs la sollicitude
des médecins aliénistes !

Tout persécuté est, effectivement, un candidat
à l'*homicide* ou au *suicide*, selon qu'il prend
activement ou *passivement* son propre délire.
Malheureusement, le persécuté actif est, de
beaucoup, le plus commun. Les exemples, hélas !
sont loin d'être rares : rappelons les histoires de
Verger, le prêtre assassin de M⁰ʳ Sibour ; de
Labouche, le meurtrier célèbre de son ami,
patron de l'hôtel du Grand-Monarque, à Melun ;
de Louis II de Bavière, qui noya le docteur von
Gudden dans les eaux du Starnbergsee... Un
grand nombre de médecins ont d'ailleurs été, à
l'instar de von Gudden, les victimes de fous persécutés devenus persécuteurs. Il serait long, si
nous voulions l'écrire ici, le martyrologe de la
médecine mentale ; — et de nature à justifier
amplement le mot d'un aliéné célèbre, Gérard de
Nerval : « S'il y a un enfer, ce seront les fous qui
y traiteront les médecins ! »

Une particularité que nous allions oublier (et
qui contribue encore à égarer, parfois, le parquet

et les juges d'instruction) : c'est la fréquence de
la *folie à deux* ou folie *communiquée* dans le
délire des persécutions. Nous même avons pu,
dernièrement, constater le fait d'une femme,
contagionnée ainsi par son mari persécuté, dont
elle partage, entièrement, les hallucinations et
les idées délirantes, assez *cocasses* pourtant[1].

La folie des persécutions éclate assez souvent
dans l'âge mûr, en pleine saison de lutte vitale,
chez des héréditaires déséquilibrés par des abus
de cerveau et de cervelet. Mais on la voit également survenir chez le vieillard, et elle doit être
décrite comme l'une des formes de ce qu'on appelle, trop vaguement peut-être, la *démence sénile*. Le vieillard est, d'abord, naturellement
égoïste, sombre et méfiant. Il s'exagère volontiers à lui-même son état d'infériorité et rabâche,
sans cesse, qu'il se sait une charge pour son entourage. Ajoutez à cet état mental diverses alté-

---

1. On signale aux États-Unis une singulière influence de la
généralisation de l'emploi industriel de l'électricité :
« Il n'entre presque plus dans nos asiles, dit un des aliénistes
américains les plus distingués, de persécutés attribuant leur
malheur au diable ou aux esprits; presque tous actuellement se
déclarent poursuivis par quelque nouvelle invention électrique,
par quelque machine à éclairs, etc., etc. » Il est encore une
autre classe des persécutés électriques qui méritent d'être
signalés, ce sont ceux qui croient avoir subi un choc électrique
et qui offrent alors les symptômes les plus variés : convulsions,
tremblement, etc. Leur nombre est grand en Amérique.

rations, séniles, des sens, et particulièrement
de l'ouïe, du goût et de l'odorat, altérations capables de revêtir, un beau jour, des formes hallucinatoires. Le vieillard ne tarde pas à croire qu'on
veut l'empoisonner, que l'on complote sa mort...
Toutefois, ses idées de persécution seront habituellement plus fugaces, plus mobiles, plus pla-
toniques, et, partant, moins suivies d'actes
maniaques que chez le pe sée té jeune. Cela s'explique facilement, si l'c suge au naufrage de
la mémoire et à l'affaiblissement physique et
moral graduel, qui caractérisent la vieillesse,
cette boutique dont parle Antiphane, où toutes
les douleurs humaines se sont donné rendez-vous !

La plupart de ces bienfaiteurs de l'humanité,
philanthropes d'outre-tombe qui lèguent leur fortune à l'Assistance publique et fondent, dans les
académies, des prix *pour ceux qui guériront le
choléra*, sont de vieux maniaques persécutés,
heureux de déshériter leurs parents, avec lesquels
ils n'ont entretenu que de mauvais rapports.
« Loin de moi la pensée, a écrit Legrand du
Saulle, de prétendre que ces libéralités posthu-
mes soient *toujours* l'inconsciente expression de
troubles intellectuels ; mais la vérité m'oblige à
constater que, bien souvent, dans ces cas, l'état
mental du testateur, vieil égoïste, avare et persé-

cuté, se trouvait des plus endommagés, et *le testament par conséquent non valable.* »

Un mot encore, à propos des troubles mentaux séniles en général. Rappelons à nos lecteurs que le cerveau, cet organe par lequel succombent tant de vieillards, est (ainsi qu'on l'a souvent remarqué) sous l'étroite dépendance du tube digestif. Il faut appliquer, par conséquent, les ressources de l'hygiène et de la médecine curative aux souffrances gastro-intestinales de la vieillesse : car il est hors de doute que les idées mélancoliques et la manie partent, aussi fréquemment peut-être que l'apoplexie (chez les personnes âgées), de ce centre vital gastrique, si justement surnommé par Bichat le *cerveau abdominal.*

CHAPITRE XXV

La mélancolie, ses formes et ses symptômes. — Données relatives au traitement des mélancoliques.

Elle est, de nos jours, la forme d'aliénation mentale la plus commune. C'est une névrose douloureuse de la pensée, caractérisée par un délire triste, dépressif, avec idées persistantes de découragement et de crainte. La mélancolie est aussi vieille que la pensée humaine. Les histoires mythologiques de Lycaon et des filles de Prétus; le roi Nabuchodonosor changé en bœuf; les lycanthropes, loups-garous et certains possédés du moyen âge sont des exemples d'une variété rare de mélancolie que le docteur Calmeil rattache à une forme spéciale dite *zoanthropique* : les anciens y voyaient des influences diaboliques ou divines. La mélancolie est extrêmement commune dans la race jaune.

La mélancolie débute par des idées sombres, le dégoût du travail, l'impressionnabilité et le découragement, la méfiance, la jalousie et l'envie, les terreurs vaines et imaginaires. Un ennui persistant, des idées d'impatience et de scrupule, une étrange susceptibilité, un goût inconcevable pour la solitude, précèdent ordinairement l'état de démence mélancolique. Puis, l'esprit, fixement, se concentre dans une insondable douleur morale, se traduisant par des actes hostiles et lugubres, le dégoût de la vie, la tendance au suicide. Souvent une sensation d'angoisse, d'anxiété, d'oppression, analogue à celle d'un poids sur l'estomac, torture les malheureux égarés. Ils gémissent, ils se lamentent, ils ont peur de tout (*panophobie*); ils désirent et appellent la mort. Calmeil a naguère attiré l'attention sur un bon signe diagnostique de la lypémanie : les malades se rongent constamment les ongles et l'extrémité des doigts (ce symptôme manque rarement).

Dans les accès du délire mélancolique, le malade se croit coupable, détesté, déshonoré, volé, ruiné. En proie à des illusions et à des hallucinations terrifiantes, ou bien à la folie religieuse, il voit les flammes de l'enfer, il entend constamment des voix, il croit manger du poison, sentir d'abominables odeurs. Stupéfié, immobile, gémisseur

et parfois *pétrifié*, les pupilles dilatées, la bouche
béante; en proie, comme le dit Falret, à son délire *stéréotypé*, le mélancolique néglige la propreté
la plus élémentaire et refuse souvent toute nourriture. Selon la saisissante définition du docteur
G. Reignier (de Surgères), auteur d'une admirable étude couronnée par l'Académie de médecine : « Le mélancolique est bien le damné de
l'enfer terrestre. C'est le désespoir vivant, le cri
de la douleur sans issue. Dante aurait dû lui ouvrir une de ses portes. Insensible à toutes les
joies, il moissonne toutes les peines, pour en former sa nuit douloureuse... »

La grande cause de ce mal mental, c'est encore
et toujours l'hérédité. Les *cérébraux*, les nerveux,
sont des prédisposés, des candidats à la folie :
Comme le dit encore le docteur Reignier, « la cellule mélancolique descend de la cellule irritable;
et neuf fois sur dix les ancêtres des mélancoliques
sont des timides et des émotifs. » Parmi les causes
les plus tangibles, signalons ici : l'arthritisme et
les manifestations douloureuses incessantes de
cette *tunique de Nessus*; l'éducation religieuse, etc.
Les commotions politiques jouent aussi leur triste
rôle : rappelons-nous que l'illustre Pinel écrivait
que la mort de Louis Capet peupla, en peu de
jours, les asiles d'aliénés mélancoliques.

En parlant ailleurs[1] de l'âge critique, nous avons montré combien la femme qui double le cap de la quarantaine devient fréquemment la proie de l'hypocondrie et de la mélancolie. Disons en passant que ces deux maladies nerveuses sont très différentes. L'hypocondriaque n'a qu'une idée fixe, « sa santé », et cette idée l'attriste. Tous les mélancoliques sont des hypocondriaques, si vous voulez, mais la réciproque (comme on dit en mathématiques) n'est pas également vraie.

La mélancolie étant une lésion des facultés morales, affectives, puise souvent ses causes occasionnelles dans les excès intellectuels, l'amour contrarié, les chagrins domestiques, la trahison d'un ami, la perte d'un être cher, les ambitions déçues, les dettes de jeu, les abus vénériens, la transition d'une existence riche à une existence pauvre et *vice versa*, etc. Les excès d'alcool et de bromure de potassium amènent également le délire dépressif de la mélancolie. Parmi les maladies, signalons les fièvres graves, le cancer, l'anémie, la syphilis, la phtisie (*poètes de la chute des feuilles*) et surtout les affections gastro-intestinales de nature atonique : « L'idée noire, comme le dit le docteur Reignier, est le verbe infaillible de la tur-

1. Voir notre *Hygiène des sexes*.

gescence hémorroïdaire. » La douleur physique
précède bien souvent l'état mélancolique : Lucrèce, Pascal, Gœthe, Rousseau, Byron, Beethoven, Léopardi et bien d'autres mélancoliques illustres étaient des malades avant de devenir des
aliénés. Paul Verlaine est le poète français qui a
peut-être le plus fidèlement décrit la triste psychose dont nous parlons :

> Il pleure dans mon cœur, comme il pleut sur la ville :
> Quelle est cette langueur qui pénètre mon cœur?...
>   C'est bien la pire peine
>   De ne savoir pourquoi,
>   Sans amour et sans haine,
>   Mon cœur a tant de peine !...

Certains sujets ont ainsi le triste privilège d'entendre crier à toute heure les ressorts de leur
machine.

Les mélancoliques ont besoin d'une surveillance
continue, vigilante et rigoureuse ; car ils ont des
moments d'excitation très dangereux, et il faut
absolument les placer hors d'état de nuire à eux-
mêmes ou à leur entourage. Nous avons connu
un de ces malades qui était sujet à un genre
d'obsession des plus singuliers. Il entendait constamment une voix lui enjoignant, au nom du
Christ, de couper la tête à sa femme et à ses enfants pour les expédier, par grande vitesse, dans

le Royaume des Élus. Enfermé dans un asile, ce fou redevient gai et tranquille. Un jour de sortie, il demande un rasoir pour se faire la barbe, et se tranche les deux carotides.

Il ne faut pas beaucoup compter, avec ce genre de malades, sur le traitement moral. Les raisonnements les mieux combinés peuvent vraiment peu de chose en face des aberrations intellectuelles de ces malheureux. La douche en pluie (à 30 degrés et pendant une demi-minute), les bains sinapisés, l'électricité, le massage, les frictions à l'alcool, constituent des moyens curatifs utiles, surtout au début du mal. Plus tard, les bains prolongés calmeront les crises et ramèneront un peu de transpiration sur la peau sèche et écailleuse de l'aliéné. L'insomnie sera combattue par la morphine, le chloral, l'hyosciamine. Une nourriture tonique (au besoin introduite avec la sonde œsophagienne) est surtout indispensable à ces malades, dont la nutrition est ralentie.

Sujets à des embarras gastriques fréquents, à un continuel dégoût des aliments, ainsi qu'à la plus opiniâtre constipation, les mélancoliques doivent être soignés par les purgations, les lavements, les amers, les préparations strychnées. On doit leur éviter l'air confiné, les boissons alcooliques, les excitations sexuelles. On leur pres-

crira l'exercice sous toutes ses formes, la gymnastique, les jeux, les travaux des champs, si vantés
par Pinel, les exercices de musique vocale et
instrumentale, la danse, la lecture à haute voix
de livres amusants et frivoles. Quand le malade
est dans une belle situation de fortune, l'équita-
tion, et surtout les voyages par terre et par mer,
à travers l'ancien et le nouveau monde, dissipent
ses idées noires et améliorent son moral déprimé.
Il ne faut pas croire, en effet, que toujours

Le chagrin monte en croupe et galope avec lui.

Le changement de résidence est incontesta-
blement le plus puissant remède contre l'*ennui*,
cette miniature de la démence lypémaniaque.
« N'est-ce pas le *spleen*, dit le docteur Reignier,
qui précipite l'Anglais sur tous les rivages du
monde connu, et l'oblige à adosser ses villas
jusque sur les flancs les plus abrupts de l'Hima-
laya ? »

Conclusion : si vous vous ennuyez, voyagez. Ne
craignez pas d'augmenter les dividendes des
grandes compagnies de chemins de fer !

CHAPITRE XXVI

L'agoraphobie. — Ses angoisses. — Causes et traitement.

L'agoraphobie, dont les aliénistes voient aujourd'hui des cas assez fréquents, n'était décrite nulle part avant 1872, époque à laquelle un Allemand, Westphall, l'observa pour la première fois.

Cette maladie (dont le sens étymologique est *peur de la place publique*) consiste en un sentiment bizarre d'émotion vive et d'épouvante réelle à l'aspect d'un espace de quelque étendue à traverser. Le plus souvent, cette crainte des espaces se manifeste sur une grande place, comme celle de la Concorde; sur un pont ou dans une large rue bien alignée. Tout d'un coup, le malade est saisi d'une brusque sensation de crainte et d'angoisse; il se sent oppressé, étourdi, anéanti; son cœur palpite, il frissonne, il pâlit et rougit tour

12.

à tour, comme un homme en proie à une terreur intense; ses membres inférieurs tremblent et se dérobent sous lui, en lui paraissant quelquefois s'enfoncer dans le sol; bref, il devient absolument incapable de faire un pas en avant.

Si maintenant nous demandons à l'agoraphobe, en dehors de son accès, de nous décrire ce qu'il a éprouvé, il nous répondra qu'il a été la proie subite d'une sorte de vertige, qu'il a perçu comme un sentiment de vide dans la tête; ou bien que ses appréhensions dérivent d'une hallucination de la vue qui fait que la place qu'il doit franchir lui semble s'allonger indéfiniment : de sorte que tous ses organes, glacés de frayeur, se refusent à faire un mouvement et sont pris tout à coup d'impuissance et d'angoisse. Ce qui montre, d'ailleurs, que l'hallucination visuelle joue un rôle certain dans l'agoraphobie, c'est que si la préoc-cupation quelconque de la vue d'un objet, surtout brillant (lumière électrique, lanterne de voiture), vient à fixer le regard du malade, elle éloigne aussitôt l'accès.

L'agoraphobe a horreur de la solitude, qui d'ailleurs est la cause de tous ses maux, puisque, chose remarquable, la main d'un petit enfant suffit pour triompher de ses terreurs et lui faire traverser l'espace qu'il est tout à fait incapable de traverser seul. Dans la classe des personnes si nombreuses qui insistent vivement, le soir surtout, pour qu'on les reconduise, il doit y avoir beaucoup d'agoraphobes. C'est facile à savoir, du reste : car l'agoraphobe n'est pas un peureux vulgaire; il sent très bien que ses craintes sont vaines et ne reposent sur rien, et qu'il est vraiment malade, puisque, lorsqu'il parle, en se moquant de ses accès, il termine presque toujours en exprimant la peur qu'il a de finir par la folie. Ces malades luttent, d'ailleurs, souvent avec eux-mêmes, et pendant longtemps parfois, lorsque la terreur de l'espace monte à leur cerveau. Ainsi, un auteur cite l'observation d'un jeune homme que son travail forçait à traverser fréquemment la place Vendôme; il arrivait à l'entrée de la place, se livrait à lui-même un long combat, puis finissait le plus souvent par revenir sur ses pas pour prendre une voiture, sentant qu'il ne pourrait *jamais* franchir la place à pied.

L'accès se produit ordinairement à la chute du jour, ce qui explique qu'on en ait voulu faire une forme du *délire alcoolique;* car c'est aux approches de la nuit que l'alcoolique se laisse aller à ses conceptions délirantes. C'est pendant la période de vacuité de l'estomac que l'agoraphobe est, le plus souvent, en proie à ses terreurs; aussi quelques médecins rapprochent, bien à tort, l'agoraphobie du *vertige stomacal*.

Le plus souvent, la foule est absente et l'endroit presque désert, quand l'agoraphobe a son accès, et il est ordinairement assez heureux pour ne pas immiscer le public dans ses terreurs. Mais d'autre fois, au contraire, c'est la présence de la foule qui fera naître l'accès, soit dans une fête où le malade sera ballotté dans le flot populaire, soit dans une salle de spectacle remplie d'un public immobile et recueilli. D'autres fois, un espace fermé, restreint, une simple chambre, donneront naissance aux angoisses de l'agoraphobie : c'est ce que M. Ball appelle alors la *claustrophobie*.

Il existe encore une variété de cette bizarre névrose : elle a été décrite par Rigler, médecin des voies ferrées de Berlin, dans un travail sur les accidents de chemins de fer, sous le nom harmonieux de *sidérodromophobie* (peur du voyage en chemin de fer). Rigler prétend que cette maladie survient, au bout de quelques années, chez presque tous les conducteurs et amène parfois des maladies graves de la moelle épinière, et toujours une vive irritabilité des centres nerveux.

Quelles sont les causes de l'agoraphobie ? Un état nerveux parfois héréditaire, la stimulation excessive de la pensée, les travaux intellectuels exagérés, l'état particulier de faib'esse cérébrale désigné sous le nom de *nervosisme*, les soucis et chagrins, l'hypocondrie, l'épilepsie, les veilles prolongées, l'abus des plaisirs de l'amour : telles sont les causes invoquées par les auteurs. Elles sont assez vagues, comme, d'ailleurs, pour toutes les maladies nerveuses.

L'agoraphobie guérit généralement par les toniques (fer, quinquina), les bains froids et l'hydrothérapie, les antispasmodiques. Le traitement moral ne doit pas non plus être négligé. En somme, nous avons affaire à une sorte de manie atténuée, en miniature pour ainsi dire ; à un état nerveux qui est à cheval entre le bon sens et la folie, « ce rêve de l'homme éveillé ». En observant bien, on trouvera demain une autre névrose d'allures aussi bizarres, indiquant, par la lésion d'une portion du cerveau, la transition entre la santé de l'esprit et son état morbide. C'est ainsi que se justifiera, de plus en plus, ce mot d'un illustre sceptique : « Les maisons de fous sont des asiles où l'on enferme quelques échantillons de l'espèce humaine, pour faire supposer le reste raisonnable. »

CHAPITRE XXVII

Les hypocondriaques. — Sensitifs et nosomanes. — Tendances homicides. — Conseils relatifs au traitement moral et matériel de l'hypocondrie.

Comme tous les névrosés, les hypocondriaques deviennent de plus en plus nombreux, — la cause intime de leur maladie se confondant avec les causes générales de la folie et du nervosisme.

Ces êtres détraqués, déprimés au moral comme au physique, sont en proie à de perpétuelles inquiétudes touchant leur santé : voilà le caractère principal de l'hyponcondrie, dont Molière (chacun le sait) a popularisé le tableau dans son immortel *Malade imaginaire.*

Toutefois, l'hypecondrie est loin d'être entièrement un mal imaginaire. C'est plutôt une névrose greffée sur un état morbide antérieur. Elle a généralement comme supports : la mauvaise digestion, la constipation, les hémorroïdes, les douleurs névralgiques agaçantes, irradiées dans le dos et l'abdomen. Graduellement, tous les nerfs arrivent, pour ainsi dire, à vibrer, chez ces malades, — et la *crainte de la douleur* qui plonge, jour et nuit, l'hypocondriaque dans un marasme obsédant, dérive précisément de ce surcroît exagéré de sensations, de cette *hyperesthésie*, — comme nous disons dans la langue médicale.

Véritable sensitive, le malade atteint d'hypocondrie achète les livres de médecine et les dévore avec avidité ; il attend avec angoisse l'arrivée du journal d'hygiène populaire auquel il s'est abonné. Il prend à la lettre et exagère toutes les précautions conservatrices de la santé. A la moindre sensation insolite, il court consulter un médecin (ce n'est jamais le même) ; il aborde avec lui des discussions techniques, il change, à tout instant, le traitement qu'on lui ordonne, mais affectionne avec prédilection les cabinets où fleurissent les méthodes curatives *spéciales*, et tous ces remèdes charlatanesques qui sont comme l'une des végétations intensives du pavé parisien...

Scrupuleusement, il rédige, au jour le jour, son observation, avec un grand luxe d'images littéraires et de détails inouïs. On voit se refléter, dans ces écrits, ses préoccupations constantes, son émotivité de tous les instants : la crainte de la mort subite, du cancer, des anévrismes, de la phtisie, de l'apoplexie; le désir anxieux d'éviter les courants d'air, les contagions; de se tenir toujours soigneusement le ventre libre. On dirait que les sens n'éprouvent, chez ces malades, que des impressions désagréables : la moindre odeur, le bruit d'une voiture, la saveur d'un aliment mal préparé, l'apparition d'une vive lumière, etc., font naître, chez l'hypocondriaque, les symptômes les plus douloureux et les plus pénibles...

Mais c'est surtout sur son abdomen (notre Bichat n'appelait-il pas cette région « le siège des passions tristes »?) c'est surtout sur son abdomen que le malade a les yeux sans cesse fixés : c'est de là qu'il tire, du reste, son appellation (*hypochondros* signifie en grec : « sous les cartilages des côtes »). Nous avons déjà dit que l'hypocondriaque était fréquemment constipé et dyspeptique. Eh bien! tous les symptômes tels que vertiges, coliques, gaz, palpitations, pesanteurs, etc., si communs dans ces sortes d'affections, prennent pour lui des proportions gigantesques [1]. Le malade inspecte, avec passion, tous ses *excreta*; il

---

1. Voir notre *Hygiène de l'estomac*.

s'impose une abstinence rigoureuse, se trace les régimes de vie les plus étranges. Indifférent à tout ce qui n'est pas son mal, irritable et lacrymatoire à l'excès, le malheureux est torturé sans trêve par les plus cruelles sensations, dont il devient le véritable jouet. Sa sensibilité, à mesure qu'elle s'exalte pour lui-même, s'éteint vis-à-vis de son entourage. On conçoit alors combien l'hypocondrie est capable de faire, non seulement le malheur de celui qu'elle frappe, mais encore le désespoir de sa famille : cette aberration cérébrale rend littéralement infernale l'existence du malade et de tous ceux qui l'approchent.

D'ailleurs, les hypocondriaques ne restent point toujours inoffensifs. Lorsqu'ils se mettent à délirer et à éprouver des hallucinations, ce sont (n'hésitons pas à le dire) des aliénés dangereux. Leur délire, sinistre, triste et lugubre, au cours duquel ils semblent avoir, selon la saisissante comparaison de Magnan, « des verres noirs devant les yeux », ce délire a peut-être l'apparence personnelle et inoffensive. Détrompons-nous. Souvent, dans ces cas, le sujet se croit persécuté et victime de machinations variées de la part de ceux qui l'entourent : il pense que l'on veut l'égorger, l'empoisonner, le mettre à la torture. Il se refuse à manger, sous les prétextes les plus

bizarres et les plus étrangement incohérents. Il
parle sans cesse de se suicider; mais ce n'est que
rarement qu'il met à exécution ses projets; pourtant, il s'inflige quelquefois des mutilations.

Mais ce qui n'est point rare, c'est de voir la
monomanie hypocondriaque dégénérer en monomanie homicide. De persécuté, l'aliéné se fait
fait bientôt persécuteur et devient très dangereux. Il envoie à ses médecins des lettres de
menaces, il se livre sur eux, ou sur des membres
de leur propre famille, à des tentatives d'assassinat. Les annales de la médecine judiciaire sont
pleines de faits de cette espèce; rappelons celui
de B..., qui assassine le docteur Bleynie parce
qu'il lui a ordonné des bains de rivière!... celui
de l'avoué H. C..., qui tue sa femme d'un coup
de rasoir, parce qu'elle s'était transformée en démon pour l'attirer en enfer (elle était simplement
descendue avec lui à la cave pour tirer du vin).

C'est vers l'âge de quarante ans que s'installe
ordinairement l'hypocondrie, à la suite de la période de vitalité accentuée qui caractérise la jeunesse. Plus fréquente chez les célibataires, cette
déviation mentale succède aux excès de travail et
de plaisir : elle semble, d'abord, constituer comme
une phase de dépression au milieu des excitations
de tout genre qui marquent, dans nos civilisations

modernes, l'effroyable lutte pour la vie. Comme
pour toutes les vésanies, l'hérédité nerveuse joue,
dans la production de l'hypocondrie, un rôle capital.

Puisque nous savons que le mal, essentiellement progressif, se rattache, d'habitude, à certains troubles morbides, il importe d'instituer,
de bonne heure, un traitement capable de déra-
ciner, à leurs débuts, les affections (dyspepsie,
constipation; lésions génito-urinaires, etc.) sur
lesquelles vient se greffer, sournoisement, la névrose psychique. Et, surtout, n'employons jamais, à l'égard de ces malheureux, les armes de
l'ironie et de la rudesse. Ce qu'il leur faut, ce
sont de douces et bienveillantes paroles de la part
du médecin. Tout en compatissant aux souffrances
du « malade imaginaire » (que nous ne saurions
nier, parce que si la maladie est imaginaire, les
souffrances sont réelles), il faut rassurer par tous
les moyens l'hypocondriaque et lui persuader
qu'il retrouvera l'intégrité de sa santé à la suite
d'une médication énergique. Pour éloigner cette
préoccupation constante du *moi*, il faut conseiller
les distractions, les voyages, le travail manuel;
modifier, ainsi que nous l'avons dit, à l'aide d'un
traitement et d'un régime appropriés, l'état du
tube digestif; recourir toujours aux pratiques de

l'hydrothérapie rationnelle; ne point négliger, non plus, lorsque cela se peut, les saisons d'eaux minérales, qui, suivant une phrase célèbre, guérissent quelquefois, soulagent souvent, consolent toujours.

Mais, quand nous avons affaire à l'hypocondrie à ses débuts, cherchons d'abord l'estomac, et soignons-le. Attachons à l'hygiène du *cerveau abdominal* une importance de premier ordre, et souvenons-nous toujours du mot de van Helmont : *Pylorus rector.*

Si l'estomac va, veillons sur les fonctions alvines, et cherchons, à l'aide de ce travail d'Augias que l'on appelle la purgation, à obtenir leur absolue régularité. Nous voyons les vieux auteurs nous dire que l'aloès conforte les nerfs, que *ingenii largitor venter,* etc., etc. ; cela tient assurément à ce que le ventre libre dégage le cerveau. Et cette vérité, immortelle surtout depuis Voltaire et Sidrac, s'applique principalement aux hypocondriaques, qui ne pensent que par le ventre [1] !

Secourons, du reste, et plaignons de toutes nos forces ces trop réels malades; entourons-les d'une

---

1. Voir notre *Hygiène de l'estomac.*

chaude atmosphère de soins. Tocqueville n'a-t-il pas dit : « La grande maladie de l'âme, c'est le froid. » Et Dumont (de Monteux), cette incarnation de la névrose : « Depuis que l'homme existe et qu'il souffre, le langage de la pitié a été l'une de ses meilleures assistances; et souvent il obtient plus d'adoucissement à ses maux par un coup d'œil, une pression de main, par une phrase, par une interjection charitable, que par tous les ingrédients que nous faisons bouillir, filtrer, concasser et moudre. »

CHAPITRE XXVIII

De la folie religieuse. — Ses redoutables conséquences. — Théomanes incendiaires, meurtriers, suicideurs. — Les démonomanes et les mystiques. — Les fanatiques. — Traitement des délirants religieux.

C'est à cette variété de dérangement mental que l'on pourrait surtout appliquer la phrase bien connue de Hüschke : « La destinée du genre humain est étroitement liée aux 65 ou 70 pouces cubes de la masse cérébrale, où l'histoire humaine est inscrite comme en un papyrus constellé d'hiéroglyphes. » Beaucoup plus fréquente autrefois qu'aujourd'hui (puisqu'elle sévissait assez souvent à l'état épidémique, sous l'ancien régime), la folie religieuse éclate ordinairement, chez des sujets marqués d'avance par l'hérédité, sous l'impulsion d'une éducation mystique ou de pratiques religieuses exagérées. Les hallucinations de la vue et de l'ouïe, accompagnées de l'insomnie, ce thermomètre infaillible de la démence, ouvrent, tout d'abord, la scène morbide. Des visions de tout genre développent bientôt un délire particulier, expansif en général, parfois mélancolique, et généralement entrecoupé d'hallucinations sexuelles [1]. C'est pendant le cours de ce délire que les malades s'infligent des mutilations diverses, la crucifixion, ou divers genres de suicide. Mais les théomanes ne sont point dangereux seulement pour eux-mêmes : l'histoire d'Euphrasie Mercier, l'héroïne du crime de Villemomble, si magistralement élucidée par le professeur Ball, nous montre que les fous religieux sont entraînés ou entraînent les autres aux assassinats les plus sauvages, par le moyen d'impulsions irrésistibles, de missions enjointes à leurs oreilles hallucinées.

Les auteurs rapportent de nombreux exemples, pour nous prouver les dangers constants offerts par les aliénés religieux. C'est une mère qui noie sa petite fille de cinq ans, afin de lui procurer le bonheur éternel des anges. C'est un paysan qui renouvelle, sur son fils âgé de quatorze ans, et avec le consentement de cet enfant, le sa-

1. « Rien n'est plus près de Messaline que Marie Alacoque. » (Victor Hugo, *les Trav. de la mer.*)

crifice d'Abraham. C'est un prêtre qui, se figurant avoir le don de reconnaître ceux qui sont en état de grâce, les supplie, avec la plus exquise bienveillance, de se laisser égorger, afin d'aller ainsi tout droit en paradis. Quand ce ne sont pas les idées homicides, ce sont les impulsions incendiaires qui obsèdent ces malheureux. D'autres fois, ce sont des pratiques puériles et inoffensives : c'est ainsi que Dupain cite le fait d'une mère de famille qui, pour gagner des indulgences, s'astreignait à porter, sous sa chemise, une grosse corde ; et quand son mari s'en aperçut, elle lui dit que c'était pour guérir d'un lumbago.

Certains aliénés religieux sont en proie à des obsessions blasphématoires : tel ce prêtre, observé par Verga, hurlant sans cesse à tue-tête : « Maudits soient Dieu, la Vierge, et les saints ! » sans pouvoir s'en empêcher et malgré sa ferme volonté de dire et de penser le contraire. D'autres se sentent tentés, injuriés, persécutés, par le diable ; d'autres ont la tête envahie par la systématisation ambitieuse, et se figurent être le Christ, Jeanne d'Arc, le pape, le Saint-Esprit.

Les actes des délirants religieux sont, le plus souvent, empreints d'une complète irresponsabilité. Esquirol nous a conservé, comme un typique exemple, l'interrogatoire de Jonathan Martin, l'incendiaire de la cathédrale d'York, accusé d'avoir, à la faveur de son crime, dérobé des objets précieux qui entouraient la chaire : « Je n'avais, dit-il, en souriant, l'intention de rien soustraire. Mais un ange m'ayant ordonné de purifier par le feu la maison du Seigneur, je devais me munir des preuves que moi seul avais pu exécuter la volonté de Dieu. » Les théomanes sont aussi irresponsables de leurs meurtres et de leurs crimes qu'ils sont irresponsables de leurs auto-mutilations et de leurs suicides, perpétrés au milieu de conceptions délirantes irrésistibles. Il faut donc enfermer dans les asiles ces aliénés dangereux, d'autant plus dangereux même, qu'ils sont presque toujours incurables, et que leur état mental, d'abord fait d'inquiétudes et de scrupules de conscience, évolue, très rapidement, vers la forme confirmée, violente, offensive et hallucinatoire de l'aliénation mentale.

Certains fous religieux ont un délire essentiellement dépressif. Ce sont les *démonomanes*, qui se considèrent comme irrémédiablement damnés, en état permanent de péché mortel. Ils refusent de manger, croient que leur ventre est habité par un esprit immonde : les femmes ont des relations intimes avec Satan, etc. On a remarqué que cette variété dépressive de la folie re-

ligieuse, la démonomanie, était infiniment moins
sombre, comme pronostic, que la théomanie à
forme expansive; cela tient, probablement, à ce
qu'elle se trouve plus fréquemment liée à l'hystérie et à l'épilepsie, maladies nerveuses sur lesquelles le traitement médical peut avoir une prise
à peu près certaine.

Les mystiques ont une passion religieuse maladive, qui s'accommode fort bien de l'absence absolue de sens moral. Le mystérieux crime de Villemomble, que tous nos lecteurs ont encore présent
à la mémoire, est un curieux exemple des conséquences anti-sociales de la folie religieuse. Les
spirites actuellement constituent la plus commune manifestation de cet état mental, où domine la manie du merveilleux.

Quant aux fanatiques, ce sont des mystiques
agissants : dépourvus de toute conscience, ils
sont poussés au suicide et à l'homicide. Ils tuent
pour être agréables à Dieu : tel fut Ch. Guiteau,
l'assassin de Garfield. Les *skoptzy*, secte fanatique
de Russie, se châtrent pour gagner le ciel. Certains anarchistes assassins se posent en justiciers :
l'assassin de Bazaine prétend avoir reçu une
mission divine, etc. Un autre déclare que Dieu
vient de lui envoyer le don de *pondre* de l'or;
et c'est avec le produit de ses intestins qu'il

compte racheter l'Alsace et la Lorraine, etc.[1].

J.-M. Dupain a parfaitement résumé les indications principales qu'exige le traitement du délire religieux. En première ligne, se place l'isolement du malade, isolement que commanderait, du reste, la prudence la plus élémentaire, quand bien même l'aliéné serait susceptible de guérir dans son milieu. Il faut, de plus, le soumettre à une active surveillance de tous les instants. Enfin, il faut lui supprimer tout ce qui se rattache à la religion et mettre hors de la portée du malade les livres, emblèmes, pratiques, etc., qui pourraient devenir l'occasion d'une recrudescence délirante. C'est ainsi que la cérémonie de l'exorcisme, par laquelle les prêtres étaient censés délivrer jadis les possédés, devait singulièrement aggraver le délire démoniaque. Aux extatiques, Boëns prescrit l'exercice modéré et régulier des organes, la marche, le travail en commun et en plein air,

1. Les fanatiques sont des êtres absurdes et dangereusement extravagants, qui torturent et brûlent leurs pères au nom d'un Dieu de paix, suivant le mot de Ségur. C'est le fanatisme qui commande les sacrifices d'Isaac et d'Iphigénie, les atrocités de Torquemada, de l'Inde moderne et du Dahomey. C'est lui qui ordonne des massacres, la prière à la bouche : il s'appelle saint Louis, Innocent III, Simon de Montfort ; il ordonne la *conversion* des Albigeois et des Cévenols, la persécution des Hussites et les Saint-Barthélemy de tout genre, éternelles hontes de l'humanité :

Tantum religio potuit suadere malorum[1]

une alimentation tonique et réparatrice. Mais il faut surtout arracher le sujet à son milieu, et le placer dans un asile où rien ne lui rappelle le passé, où il ne reçoive même pas les visites de sa famille. On a remarqué que les guérisons sont bien plus communes chez les fous venus à Paris pour y être traités, que chez ceux qui habitent la capitale : cela tient, assurément, à ce que les derniers ne sont qu'imparfaitement, incomplètement « isolés ».

Il faut, enfin, toujours combattre l'oisiveté des aliénés et leur donner, autant que possible, dans les asiles publics ou privés, une occupation absorbante, capable de les faire renoncer à leur monomanie. En cas d'excitation, on leur prescrira les bains tièdes ou frais, le bromure de potassium, etc. En cas de dépression, les douches froides, l'alcool, l'opium et le quinquina. Il faut continuer avec persévérance le traitement, et ne rendre les malades à la vie ordinaire que lorsque la guérison sera nettement confirmée et que les hallucinations auront depuis longtemps disparu. La famille sera, d'ailleurs, prévenue des rechutes possibles et de la surveillance assidue que nécessite, pour l'avenir, le délirant religieux, autant dans son intérêt propre que dans celui de la sécurité générale.

CHAPITRE XXIX

Les névroses et les progrès industriels. — Machines à coudre.
Chemins de fer. — Télégraphes et téléphones.

Le poète a dit :

Toujours d'un droit qui naît une liberté meurt.

L'hygiéniste peut dire : A industrie nouvelle,
maladie nouvelle. C'est plus prosaïque, mais aussi
vrai.

Nos lecteurs savent, d'ailleurs, peut-être, que
nous nous sommes efforcé de prouver cette vérité
à toutes les pages de notre récent ouvrage :
l'Hygiène du travail[1]. Si nous revenons aujour-
d'hui sur ces questions, c'est pour relater certains
faits mal connus et quelques observations nou-

1. J. Hetzel éditeur, 1889.

velles, concernant l'action de certains progrès
industriels sur le système nerveux.

La trépidation et la trémulation de la pédale
des machines à coudre produit, dans la santé
générale des ouvrières, diverses perturbations
bien décrites, depuis une vingtaine d'années déjà.
Il ne s'agit pas seulement de l'excitation génitale,
mère de l'hystérie et du nervosisme : voilà que
l'on découvre maintenant des cas d'ataxie locomotrice véritable développée par l'usage de ces
engins si utiles, mais que le génie industriel devrait bien s'efforcer de faire mouvoir, pratique-
ment, par la vapeur ou par l'électricité, et non
par l'agitation continue et l'ébranlement incessant
des membres inférieurs d'une femme plus ou
moins délicate et affaiblie...

Au Congrès de médecine légale de l'Exposition
universelle, nous avons entendu longuement dis-
cuter autour d'une affection nerveuse spéciale
qui se développe, fréquemment, paraît-il, à la
suite des accidents de chemins de fer. Suivant
que les symptômes portent, plus spécialement,
sur le cerveau ou sur la moelle, nos voisins les
Anglais ont décrit ces troubles névropathiques
sous les appellations, bien commodes parce
qu'elles ne préjugent rien, de *railway-brain* ou
de *railway-spine*. Le malade devient incapable

d'attention, indifférent, maussade; il perd la mémoire, pleure sans motif; il éprouve des vertiges, des douleurs céphaliques ou rachidiennes; il rêve fréquemment de l'accident éprouvé; ses jambes faiblissent, ses forces diminuent, ses fonctions digestives et sexuelles se dépriment et sa musculature s'amoindrit, pendant qu'il survient des troubles dans la sensibilité générale et fréquemment de l'obtusion du goût, de l'odorat, de la vue et de l'ouïe. Voilà l'esquisse du *scenario* morbide.

Il s'agit là, on le voit, d'une *névrose traumatique* bien complète, d'une sorte d'*hystérie*, qui prend naissance, chez des sujets marqués évidemment d'avance par la prédisposition héréditaire; et cela, sous la double influence de l'émotion et de la commotion.

Nous avons affaire à un ébranlement cérébral ou médullaire, plus ou moins profond suivant la gravité de la collision. Parfois, les troubles nerveux sont si envahissants qu'ils conduisent nettement à la folie. Quant au pronostic véritable, il est extrêmement difficile de le déterminer. Comme l'a magistralement exprimé le docteur Motet: des malades, paraissant gravement atteints, peuvent guérir après plusieurs mois, plusieurs années même; d'autres qui, après l'accident, ont pu sem-

bler rester indemnes, sont pris par les complications nerveuses les plus graves et ne se guérissent
pas. Dans ces conditions, la tâche du médecin
expert est, on le conçoit, des plus délicates : il
doit toujours réserver l'avenir et se garder de
fournir aux tribunaux des conclusions définitives.

Il faut même savoir que certaines victimes de
déraillements ne présentent aucune marque extérieure de violences. Et pourtant, ils sont commo-
tionnés, hébétés, prostrés, demi-inconscients.
Ne prenons pas pour un simulateur ce *vseudo-
blessé* étrange, qui est dans une sorte d'automatisme cérébral particulier et paraît attacher
comme de l'importance à passer pour un imbécile! Quinze jours après, le prétendu simulateur
sera peut-être mort ou fou à lier... Le docteur
Charcot a cité, dans ses leçons de la Salpêtrière,
un grand nombre de ces observations de chocs
nerveux intenses : constamment la perte de mémoire, les vertiges, l'insomnie, la dyspepsie, le
mal de tête *en forme de casque*, l'incapacité de
travail et l'assombrissement du caractère nous
apparaissent comme les phénomènes les plus
saillants du *railway-spine* et *railway-brain*. Ces
symptômes amènent, du reste, en Allemagne
principalement, la mise en réforme de nombreux
employés de chemins de fer. On a même adopté,

pour certains de ces sujets, chez nos voisins, un nouveau vocable pathologique tiré du grec : *sidérodromophobie*, peur de la course en chemin de fer[1] !

L'électricité industrielle possède aussi à son passif divers inconvénients. Sans parler des cas de fulguration occasionnés parfois par des fils servant à transmettre la lumière à arc (lorsque ces fils sont imparfaitement isolés et très montés en tension), — on a, récemment, décrit le *coup de soleil électrique*, une nouvelle maladie de la peau et des yeux, en tout semblable à l'action produite sur la face par les rayons d'un soleil ardent. Le coup de soleil électrique se produit, ordinairement, chez les ouvriers, par la brutale impression d'un foyer lumineux à arcs.

On sait également que la foudre produit parfois des commotions nerveuses étranges, du délire, des paralysies motrices, des altérations variables de la sensibilité, des contractures faciales, spasmes des paupières, etc.[2]. L'école de la Salpêtrière va même jusqu'à ranger au nombre des agents provocateurs de l'hystérie la fulguration naturelle. Eh bien ! les courants électriques produisent, à un degré moindre, et ordinairement

1. Voir le chapitre *de l'Agoraphobie*.
2. Voir *la Foudre*, dans nos *Propos du docteur*.

transitoire (lorsqu'ils ne sont pas assez énergiques pour tuer d'un seul coup): la catalepsie, la surdité, l'aphonie, la cécité, les paralysies, les névralgies, les convulsions diverses que Boudin, Sestier et d'autres nombreux observateurs ont mis, avec raison, sur le compte de la foudre.

Le docteur Ch. Féré a rapporté aussi, dans ces derniers temps, une curieuse observation de névropathie avec troubles paralytiques et digestifs causés, chez une dame, par des excitations lumineuses excessives, dans un grand magasin de nouveautés. Dans cette observation, aucune irritation érysipélateuse de la peau n'avait servi de point de départ aux accidents.

Les télégraphistes et téléphonistes, exposés à des irradiations magnétiques fréquentes et répétées, sont également en proie à des spasmes nerveux, à des vertiges et à des malaises cérébraux. On se plaint volontiers de l'irrégularité du personnel affecté aux téléphones. Apprenez qu'il s'agit d'une profession vraiment infernale. Il suffit, pour vous en convaincre, de vous livrer à des auditions téléphoniques un peu fréquentes : l'homme le moins nerveux en éprouve de l'irritation, des vertiges, de l'énervement, des bourdonnements pénibles dans les oreilles. Jugez, d'après cela, du degré de fatigue et d'énervement que doit atteindre une jeune fille, dont l'attention et l'audition sont ainsi surmenées durant douze heures de la journée, et pendant les trente jours du mois ! Le docteur Gellé a ainsi cité plusieurs cas d'impressionnabilité extrême, d'affolement, d'émotivité marquée, avec douleurs névralgiques et perte graduelle de l'audition blessée, chez ces braves petites employées des téléphones parisiens. Abonnés et habitués du téléphone, armez-vous donc d'indulgence et de mansuétude à l'égard de ces innocentes victimes du minotaure Progrès !

CHAPITRE XXX

L'hygiène des cérébraux. — La violence et la douceur à l'égard des aliénés. — 1789 et 1889. — Les horreurs de l'ancien régime. — Philippe Pinel. — Assistance familiale des aliénés. Jeu, musique et danse.

Suivant les variétés de folies, on emploie, comme traitements médicamenteux, les saignées (sangsues aux oreilles ou à l'anus), la diète, les purgatifs (c'est à ses propriétés purgatives que l'ellébore devait sa grande renommée d'autrefois), les toniques et reconstituants, les antispasmodiques (morphine, jusquiame, haschisch, bromures), les bains tièdes ou frais, les douches[1], etc. Il est inutile d'entrer ici dans de plus amples détails : notre tâche de vulgarisateur cesse, au moment où commence celle du praticien et du spécialiste...

1. Il faut s'efforcer de procurer à l'aliéné le sommeil *naturel*, qui est son meilleur cordial.

L'hygiène des cérébraux, des héréditaires, des dégénérés, consiste en une éducation saine, en un genre de vie rigoureusement établi dans une étroite conformité avec les lois de la nature. C'est avec raison que Pelman — dans un récent travail auquel nous faisions, il n'y a qu'un instant, allusion — met en garde contre les voyages, les villes d'eaux et la villégiature moderne, les sujets suspects de nervosité. Avec leurs réunions, leurs banquets, leurs bals, concerts et théâtres, ces prétendues stations de délassement ne sont que des engins de fatigue cérébrale, d'où l'on revient plus malade que l'on n'est parti [1]. Les malades feront bien aussi de se garer de l'homéopathie, de l'hypnotisme, des pratiques spirites et végétariennes, ainsi que des innombrables variétés de charlatans qui guettent, pour l'exploiter à leur profit, leur état cérébral, *minoris resistentiæ*. Qu'ils chassent bien loin toutes ces mouches qui vivent sur l'humanité et ne s'arrêtent que sur ses plaies ! Dès qu'un homme a perdu ce que Lasègue appelait sa « virginité cérébrale », il faut le tenir en tutelle, exiger de lui la plus grande quiétude de l'âme ; empêcher la débilita-

---

1. Ces déplacements, si nuisibles aux dégénérés mentaux, forment, au contraire, la base du traitement des hypocondriaques et des mélancoliques au début.

tion intellectuelle par tous les moyens possibles.
Il est des toniques de l'esprit comme des toniques
du corps : le sommeil, la douche et l'isolement,
en voilà une triade absolument certaine. Lorsqu'on
sait, à temps, y recourir, on sauve fréquemment,
du naufrage mental complet, un nerveux, un
cérébral. Mais n'attendons pas le moment de l'incurable farandole décrite par Baudelaire (qui s'y
connaissait) : il est souvent trop tard pour agir,
lorsque

Dans un cerveau malsain, comme un million d'helminthes,
Grouille, chante et ripaille un peuple de démons !

Autrefois, lorsque l'on employait contre l'aliéné de véritables engins de torture (nous en avons
visité un musée curieux à l'asile d'Aversa, près
Naples), la fureur, les vengeances, le refus de
nourriture, l'aggravation de l'état mental étaient
observés beaucoup plus fréquemment chez les
aliénés. C'est à l'illustre Pinel que revient la
gloire d'avoir fait tomber les liens, les menottes,
les carcans, les ceintures et les chaînes, et d'avoir
introduit la douceur dans le traitement des asiles.
Aujourd'hui, il s'agit de faire disparaître la cami-
sole de force elle-même, dernière épave de cet
attirail barbare. Elle nécessite une lutte, souvent
violente, entre l'infirmier et l'aliéné ; elle entrave

la circulation et la fonction respiratoire du malade ; son frottement comprime et déchire la peau : c'est assez pour qu'elle disparaisse à son tour de l'arsenal thérapeutique.

La contrainte morale, par la terreur et par la crainte, n'est pas moins indigne de la médecine et de l'humanité, Croiriez-vous qu'il y a un siècle, on saignait, purgeait, trépanait, brûlait, suspendait, *castrait* même les aliénés, sous prétexte de ranimer chez eux l'intelligence éteinte ? On présentait aux fous des crapauds, des serpents, des fusées d'artifice, pour les effrayer ! On attachait ces infortunés, on les fouettait, on les immergeait par surprise dans l'eau froide, sans obtenir, du reste, d'autres résultats que des accidents sans nombre. Aujourd'hui, à Sainte-Anne, grâce surtout aux excellentes réformes de MM. Magnan et Bouchereau, les aliénés dangereux sont isolés dans des chambres, matelassées ou non, bien éclairées et bien propres, où l'on conduit, toujours avec bienveillance, et souvent par la seule persuasion, les aliénés les plus nuisibles, les alcooliques hallucinés, les délirants aigus, etc. Comme vêtement, on leur donne une sorte de maillot tout d'une pièce, très ingénieux, qu'il leur est impossible de quitter.

Bref, aujourd'hui, à ce long passé d'inhumanité qui pèse sur la médecine mentale, a succédé (par une de ces admirables révolutions de la science) l'ère de la bonté et de la douceur. François Bacon disait : « On ne commande à la nature qu'en lui obéissant. » Ce que le philosophe pensait de la nature peut se dire aussi avec justesse de l'aliéné. Le trouble mental ne repose-t-il pas essentiellement, selon le mot de Falret, sur le fonds commun de la mélancolie? N'exagérons donc pas encore cette mélancolie par des méthodes barbares, qui sont la négation de l'art, le retour au moyen âge médical. Rappelons-nous que

Tout ce qui souffre est plein de haine !

La pratique de la médecine mentale est et doit être, plus que toute autre, office de cœur ; et la douceur dans les paroles et les actions doit être l'apanage de tous les médecins en général, mais surtout des aliénistes.

Nous ne saurions jeter un regard sur les conditions de l'aliéné il y a cent ans, sans être tenté de rappeler, dans une courte esquisse, les principaux traits d'une figure à jamais immortelle dans l'histoire de l'esprit humain.

Pinel fut le *vir bonus medendi peritus*, qui non seulement eut le cœur ému par les souffrances des aliénés à Paris, mais vit, avec une admirable

prescience, que les progrès de la médecine
mentale étaient renfermés entièrement dans la
révolution d'hygiène et de douceur si merveilleusement adaptée aux divers services d'aliénés que
la Convention avait successivement confiés à sa
philanthropique sagacité.

Au siècle dernier, les fous étaient (nous l'avons
déjà dit) enfermés et enchaînés comme des criminels, comme des bêtes fauves. L'asile de Bethléem
à Londres (Bedlam) que l'on citait comme un modèle, s'entretenait en offrant ses pensionnaires,
moyennant deux pence, à la risée des *cockneys*
londoniens! En Allemagne, on montrait aussi
les fous, comme des bêtes rares, plongés dans des
culs de basse-fosse... Dans tous les pays, comme
en France, ces malheureux étaient l'objet des
traitements les plus sauvages...

Enfin Pinel survint, et le premier entreprit de
mettre un terme à cette barbarie des nations civilisées. Contre l'avis de tous, il s'efforça de fasci-
ner ses malades par ses rares qualités de douceur
et son calme angélique : il préféra à la méthode
coercitive les paroles consolantes, osant déclarer
que les fous n'étaient si dangereux que parce
qu'on s'ingéniait, par tous les moyens, à irriter
leur fureur.

Philippe Pinel, professeur à l'École de méde-

cine de Paris et médecin en chef de la Salpêtrière,
naquit en 1745 à Saint-Paul (Tarn), d'une famille
de médecins. Reçu docteur à Toulouse en 1773,
il se rendit bientôt à Paris, où il se livra d'une
manière spéciale à l'étude de la folie. Ses travaux, dans ce sens, remarqués par Cabanis, Thou-
ret et par Mme Helvétius, ne tardèrent pas à le
désigner pour remplir les fonctions de médecin
de l'hospice de Bicêtre. Dans cet asile, qui était
plutôt une prison, les aliénés étaient traités de la
façon la plus barbare : ils étaient enchaînés et
confiés à la garde de véritables brutes, la plupart
du temps recrutées parmi les repris de justice.
Pinel fit tomber les chaînes et introduisit, peu à
peu, la douceur dans la cure des fous : prodigieuse
innovation, qui bouleversa de fond en comble les
anciens systèmes des asiles.

Les moyens mécaniques de coercition usités à
Bicêtre furent donc remplacés par une surveillance douce, mais assidue et intelligente. En 1794,
cette grande réforme est appliquée, par Pinel lui-
même, à la Salpêtrière, où régnaient également
des abus et des injustices qui juraient étrangement avec la nouvelle charte des Droits de
l'homme et du citoyen. Nommé enfin, vers cette
époque, professeur à l'École de médecine, Philippe Pinel réalisa de même d'importantes ré-

formes dans l'enseignement des sciences médi-
cales, qui avait conservé tous les préjugés doc-
trinaux du moyen âge. Il introduisit la méthode
descriptive exacte et l'esprit véritablement scientifique dans l'étude si difficile des maladies, et
il proclama le premier que la médecine était susceptible de former un ensemble régulier de doc-
trines, auquel on pouvait appliquer les procédés
d'enseignement usités pour les autres sciences
physiques.

Philippe Pinel était d'une extrême timidité ; le
grand Cuvier, son biographe, nous le représente
comme le La Fontaine de la profession médicale.
Révolutionnaire en politique comme il l'était en
médecine et en sociologie, Pinel fut pourtant, durant la Terreur, menacé par le terrible Couthon,
qui lui dit un jour : « Tu caches à Bicêtre des
ennemis du peuple. J'irai demain visiter tes insensés : malheur à toi si j'y rencontre quelque suspect ! » Ces menaces n'empêchèrent point Pinel
d'admettre à Bicêtre l'illustre Condorcet et bien
d'autres malheureux, qui fuyaient la « louisette »
de notre ingénieux ancêtre Guillotin.

Pinel mourut d'apoplexie en 1826. Sa mort fut
un deuil public, et sa mémoire (détail touchant)
fut surtout et longtemps pleurée par les habitants
des asiles d'aliénés, qui lui devaient tant !

C'est, en effet, lorsqu'on est aux prises avec un aliéné que l'on peut se convaincre que la médecine n'est pas une simple *vœnatio ægrotantium* et qu'il n'est pas toujours aisé de provoquer les impressions curatives capables de neutraliser l'état morbide du cerveau. La thérapeutique mentale peut se définir : une sorte de compromis entre l'hygiène, la morale et le Codex, — ce dernier, hélas ! jouant souvent le rôle le plus effacé. Car la plus calmante des morphines ne vaut pas la douce parole, intelligemment maniée, du médecin et de l'infirmier.

Si les divers groupes de démences, les variétés de délires, les formes de folies augmentent aujourd'hui au point de nécessiter une classification précise, il paraît certain que les maladies mentales dont l'accroissement est le plus sensible (dans notre pays du moins) sont dues aux incessants progrès que font la paralysie générale et l'intoxication alcoolique. M. Garnier a démontré que cet accroissement atteignait, pour Paris, depuis seize ans seulement, l'énorme taux de 30 pour 100 sur les chiffres antérieurs.

L'entretien des aliénés devient, dans ces conditions, une charge excessive pour les contribuables. On conçoit que, pour parer à toute éventualité, le dernier Congrès de l'Assistance publique ait dû se préoccuper de cette question. La solution en a été très avancée, grâce au livre, aussi nettement écrit que dûment étudié : *Du traitement des aliénés dans les familles*, par Ch. Féré, médecin de Bicêtre, tout récemment paru[1].

L'auteur a étudié sur place le patronage familial des aliénés, tel qu'il se pratique, de temps immémorial, dans la colonie de Gheel (Belgique) et dans certains villages de l'Écosse. Le traitement de famille ne s'applique guère (on le comprend sans peine) qu'aux aliénés incurables et inoffensifs; mais ce mode d'assistance (nous allions dire cette industrie spéciale) mérite, à coup sûr, d'être essayé dans notre pays, où malheureusement la crise agricole et industrielle actuelle rend disponibles un grand nombre de locaux.

A coup sûr, l'isolement restera le puissant remède de l'aliénation mentale.

L'aliéné, dont on poursuit la guérison, doit changer radicalement sa vie et son milieu et fuir son entourage habituel; mais une séquestration dans les murs de l'asile n'est pas indispensable pour cela. Confinés dans un milieu morbide, privés de toute liberté, les aliénés souffrent même

1. Félix Alcan, éditeur.

plus qu'on ne le croit du contact des autres aliénés : ils perdent l'appétit et le sommeil et, fréquemment, les perturbations mentales s'aggravent sous l'influence de la séquestration. A ce
propos, le docteur Féré blâme avec raison le luxe
de certains asiles, où les fous trouve un confor-
table trop disproportionné avec leur situation et
un soi-disant bien-être auquel ils ne peuvent rien
comprendre... Et, pendant que les architectes s'en
donnent ainsi à cœur joie, le nombre des aliénés
pauvres augmente sans relâche. Peut-on continuer à leur fournir des lits de 2 500 à 3 000 francs ?

L'assistance familiale des aliénés présente donc,
tout au moins, des avantages économiques. Elle
peut être pratiquée, du reste, sous plusieurs formes. Il y a, d'abord, la colonie ou ferme annexée
à l'asile : le célèbre établissement des frères La-
bitte, à Clermont (Oise), en est un exemple. Nous
trouvons, ensuite, le système belge, pratiqué à
Gheel, dès le v11e siècle, et qui puise sa vigueur
originelle dans une légende religieuse. Les aliénés logeaient primitivement auprès de l'église
de ce pays, où ils venaient assister à des cérémonies en l'honneur de la vierge sainte Dym-
phne, patronne de la folie. Près de deux mille
malades sont aujourd'hui traités à Gheel, les uns
comme pensionnaires, reçus chez des *hôtes;* les

autres comme indigents, chez des *nourriciers*. Dans les rues de cette petite ville de la Campine, les fous sont entièrement libres, mêlés à la vie commune; ils travaillent, *sans y être obligés*, et rendent le plus possible de services à leurs nourriciers; ils font partie intégrante de leur famille, avec laquelle ils se confondent même, parfois, après leur guérison.

La colonie de Gheel est, d'ailleurs, officiellement administrée par une commission supérieure et par des inspecteurs et surveillants. Le patronage familial des aliénés est devenu, dans cette ville de 1 000 âmes, une industrie locale, par laquelle on offre à l'aliéné un refuge, non luxueux, mais hygiénique, dans des conditions sensiblement analogues avec celles où il vivait antérieurement. Quant à la contagion, parfois invoquée, de la folie, elle est nulle à Gheel, qui compte moins d'aliénés indigènes que toutes les communes voisines.

Encouragée par les bons résultats obtenus, la Belgique a ouvert en 1884, à Lierneux, près de Spa, dans le pays wallon, une nouvelle colonie d'aliénés, qui rend actuellement de grands services pour les aliénés incurables, les épileptiques, etc.

L'isolement individuel des fous dans des habitations privées étrangères jouit d'une grande fa-

veur en Écosse. Cette industrie y est réglementée,
comme l'est, chez nous, l'industrie nourricière,
par une loi spéciale, le *Board in lunacy*, dont
l'exécution est strictement assurée par des inspecteurs spéciaux. Certains villages du comté de
Fife ont ainsi la spécialité des nourrissons. Ce
système est à la fois avantageux à la santé physique
et morale des aliénés ; il est moins nuisible à la
bourse des contribuables et ne compromet pas davantage la sécurité publique, puisqu'il est démontré que les accidents sexuels et autres, les
évasions, etc., ne sont pas plus fréquents dans le
private dwelling system que dans nos asiles d'aliénés.

Le système écossais s'applique surtout aux
malades inoffensifs et incurables, aux déments
chroniques, aux fous de naissance, aux épileptiques, aux aliénés criminels supposés guéris,
aux malades utilisables, etc. Il a été essayé avec
succès en Amérique, et si nous souhaitons son
adoption en France, c'est qu'il aurait l'avantage
de rendre nos asiles à leur véritable destination,
qui est celle d'être des hôpitaux où l'on soigne des
malades curables. En France, on dirait que nous
cherchons surtout à faire le bonheur des architectes et des bureaucrates. En tous cas, nous
nous éloignons toujours, méthodiquement, de

toutes solutions pratiques. C'est pourquoi nous féliciterons sans réserve le docteur Féré, jeune aliéniste d'avenir, d'avoir osé écrire, loin des brumes de la théorie, son livre sur le « traitement des aliénés dans les familles », et fait mentir le mot du bon Buchez : « Quand ils croient avoir terminé leurs études, les rhétoriciens font une tragédie, et les aliénistes une classification. »

Dans un article tout récent de la *Revue d'hypnologie*, le docteur Guimbail remarque avec raison que l'aptitude aux jeux de société se conservant chez les déments, les maniaques et les mélancoliques eux-mêmes, on obtient des résultats souvent favorables, en cultivant, chez ces malades, l'un des rares départements indemnes de leurs cerveaux. On calmera ainsi leurs obsessions et leurs angoisses : on imitera la méthode d'Odette, inventant les cartes pour chasser les terrifiantes hallucinations du bon roi Charles VI. Les aptitudes pour la danse et la musique, qui survivent également, de façon bien remarquable, chez certains aliénés, doivent être, de même, exercées et entretenues, avec sollicitude, par le médecin aliéniste.

Ainsi, d'après le docteur Guimbail, on pourra

conserver aux fous une lueur dernière du foyer
cérébral qui s'éteint, et atténuer ainsi la grande
misère de ces infortunés, par certaines distractions capables de rattacher à la vie des épaves
humaines... Les concerts annuellement organisés
à Bicêtre et à la Salpêtrière sont aussi de très élo-
quents exemples à l'appui de cette thèse pratique.

CHAPITRE XXXI

L'interdiction. — Le conseil judiciaire. — États psychiques passibles de l'interdiction. — Sa mainlevée.

Le livre qu'a écrit, sur cette question, le regretté Legrand du Saulle[1], est la meilleure réponse à faire aux magistrats qui ne craignent pas de provoquer la dissidence entre le droit et la médecine, et paraissent méconnaître que ces deux sciences, loin de chercher la désunion, doivent au contraire se tendre la main et se prêter un mutuel secours; car ce n'est que par une semblable union que la médecine judiciaire peut prétendre à la protection des individus et à la défense de la société.

La protection légale des aliénés est une question capitale, surtout en France, où quarante mille individus sont frappés dans leur intelligence.

1. Ad. Delahaye éditeur.

Le fou étant inhabile à gérer ses biens et à défendre ses intérêts, et, de plus, étant souvent un
être dangereux, peut être frappé par la loi d'*interdiction*, c'est-à-dire assimilé à un enfant mis en
tutelle.

Si le fou n'est pas entièrement dénué de raison
et reste capable de certains actes, la loi lui impose
un *conseil judiciaire*, quand il veut « plaider,
transiger, emprunter, recevoir un capital mobi-
lier ou en donner décharge, aliéner ou grever
ses biens d'hypothèques ». (Code civil, art. 513.)

Dans quels cas et pour quelles causes l'interdiction peut-elle être demandée? L'article 489 du
Code civil a décidé que « le majeur qui se trouve
dans un état habituel d'imbécillité, de démence
ou de fureur, doit être interdit, même lorsque
cet état présente des intervalles lucides ».

Les expressions employées par la loi sont bien
vagues et portent l'empreinte de l'état peu avancé
de la science mentale à l'époque où fut composé
le Code civil. Il est, en effet, des catégories
d'individus atteints de délire partiel, de surdi-
mutité ou simplement de vieillesse, qui nécessitent impérieusement l'interdiction ou le conseil
judiciaire. M. Legrand du Saulle en cite de nombreux et intéressants exemples.

Quelles sont les personnes qui peuvent demander l'interdiction ? Ce sont les parents, l'époux et le ministère public. La requête doit être adressée au président du tribunal du domicile de la personne à interdire. Une délégation importante du tribunal interroge le malade ; cet interrogatoire devrait toujours être précédé d'une enquête médicale. Sans cette précaution, il est hérissé de difficultés, étant données la dissimulation et les expressions vagues et mystérieuses des aliénés interrogés judiciairement. On examinera attentivement l'état physique, les antécédents héréditaires et les commémoratifs du malade ; on inspectera ses écrits, dans leur fond et dans leur forme, etc. La cause sera enfin portée à l'audience.

Parmi les états psychiques qui nécessitent fréquemment l'interdiction, il faut citer : le délire des persécutions, presque toujours accompagné d'hallucinations de l'ouïe, de délire hypocondriaque et d'écrits caractéristiques. La perte ou la perversion du langage ne nécessite l'interdiction que si l'intelligence et la volonté ont fléchi et si la mémoire a disparu d'une façon notable : dans le cas contraire, les *aphasiques* doivent être pourvus seulement d'un conseil judiciaire ou conserver l'intégrité de leurs prérogatives civiles, légales et sociales.

Il existe une foule d'états intellectuels diffi-

15

ciles à définir, et dont l'appréciation diverge selon les médecins. C'est pour cela que l'observateur ne devra pas ménager son temps ni sa peine; il ne devra pas se laisser influencer dans ses appréciations, ni croire personne sur parole; il ne se hâtera pas dans ses conclusions. « Enfin le médecin doit, comme le dit excellemment M. Legrand du Saulle, se refuser à toute constatation d'un état mental suspecté, s'il est resté absolument étranger, pendant le cours de ses études, à l'observation clinique des aliénés : il y a là une simple question d'honnêteté scientifique et de convenance professionnelle. »

La mainlevée de l'interdiction peut être obtenue quand les causes qui ont déterminé l'interdiction viennent à cesser; « néanmoins, dit l'article 512, la mainlevée ne sera prononcée qu'en observant les formalités prescrites pour parvenir à l'interdiction ». La demande ne peut être formée que par l'interdit, et ne peut être intentée que contre le tuteur. Le tribunal compétent est celui qui a prononcé l'interdiction et organisé la tutelle. Les formalités sont les mêmes que pour parvenir à l'interdiction : les effets de la mainlevée sont de mettre fin à la gestion du tuteur, et de l'obliger à rendre ses comptes.

Le conseil judiciaire est un moyen terme entre

la capacité légale et l'interdiction. Les tribunaux le nomment à deux sortes de personnes : les faibles d'esprit et les prodigues. Ces personnes conservent leurs droits personnels, familiaux et politiques : mais ils n'ont sur leurs biens qu'un droit limité. « Le conseil judiciaire, dit M. Legrand du Saulle, doit être donné, en thèse générale, à tous ceux qui, candidats permanents à l'aliénation, restent constamment sur les confins de la raison et de la folie, se montrent très bizarres de mille et mille manières différentes, accomplissent des actes demi-morbides, et sont exposés à commettre de lourdes erreurs, faute d'une protection éclairée, d'une assistance suffisante. »

CHAPITRE XXXII

La folie dans le mariage.

Lorsque, il y a quelques années, on discuta la loi sur le divorce, un député, M. Guillot (de l'Isère), avait proposé cet amendement :

« L'aliénation mentale de l'un des deux époux, durant depuis deux ans et reconnue incurable, est une cause de divorce. Le caractère d'incurabilité de la maladie devra être constaté et déclaré par une commission de trois docteurs en médecine : le premier, choisi par la famille du conjoint aliéné ; le deuxième, choisi par l'époux demandeur : le troisième, désigné par le ministère public. »

Trois médecins aliénistes, les docteurs Blanche, Charcot et Magnan, appelés devant la commission pour émettre leur avis, conclurent contre l'amendement Guillot. Le docteur Blanche a expliqué à l'Académie de médecine quelles étaient les raisons qui avaient déterminé de leur part une réponse formellement négative. Ces raisons sont à la fois très scientifiques et très humanitaires.

La folie est une maladie comme une autre, nécessitant des soins dévoués et peut-être même plus affectueux que toute autre altération survenue dans la santé. Le droit d'assistance est ici d'autant plus utile à conserver au conjoint, que sa situation est plus malheureuse et qu'elle a plus besoin de sacrifices et de caresses. Il serait injuste de faire pâtir le malheureux aliéné d'une situation dans laquelle il n'entre pour rien en cause. On objectera peut-être l'interdiction : l'interdiction est une mesure essentiellement révocable, tandis que le divorce, une fois prononcé, est définitif.

D'autre part, l'incurabilité de la folie, quoique fréquente, il est vrai, peut difficilement être affirmée. Chacun a été témoin de guérisons inespérées et tenant presque du prodige. Pinel a vu une femme redevenir raisonnable après avoir été, pendant vingt-cinq ans, atteinte de manie. Le docteur Blanche a également observé une femme qui, après avoir passé quinze ans dans sa maison de santé comme lypémaniaque, était tout à coup revenue à la raison. L'incurabilité absolue de la folie ne saurait être exactement établie que dans certains cas de paralysie générale. Mais dans ces cas, le malade meurt généralement en cinq ans : les délais légaux pour l'obtention du divorce sont à peine dépassés, et l'expiration de la période quinquennale apporte à la situation du conjoint une solution naturelle.

Le docteur Blanche a fait valoir des considérations d'un ordre social plus élevé. Si, a-t-il dit en substance, dans les projets de mariage, les choses allaient moins vite, et si les renseignements étaient plus sérieusement pris, on éviterait le mariage avec des sujets porteurs d'une tare cérébrale héréditaire, telle que l'idiotie, l'imbécillité, la débilité intellectuelle, les tendances à l'aliénation mentale, les bizarreries et excentricités qui coudoient la folie, etc. Il est difficile de méconnaître les symptômes ou les causes qui annoncent ou amènent la perversion intellectuelle, si l'on veut observer consciencieusement les sujets mariables. Malheureusement les considérations de nom, de position et de fortune, considérations honteuses et immorales, aveuglent souvent sur les questions de santé nos tristes contemporains. Une loi ne doit pas encourager ces unions, profitables au point de vue matériel à des individus qui répudieraient ensuite leurs charges et leurs devoirs.

Beaucoup de maladies mentales traversent des phases de rémission et de guérison apparente avec intervalles lucides, permettant le retour de l'aliéné dans la société. Que deviendra-t-il s'il a été décrété incurable et si le divorce lui a pris son domicile et son intérieur? D'ailleurs, le conjoint, par des soins affectueux et dévoués, peut singulièrement adoucir les symptômes morbides de son conjoint et parfois contribuer à son traitement moral d'une manière très appréciable.

Enfin, le divorce dans le cas d'aliénation mentale serait souverainement injuste, parce que l'aliéné ne pourrait prendre part au débat, ni faire un acte légal quelconque pour pourvoir à sa défense. Il y aurait toujours procédure, et toujours l'aliéné, même lorsqu'il serait manifestement curable, perdrait son procès, faute de pouvoir se défendre lui-même ou faire défendre utilement par d'autres ses intérêts.

« Dans le cours d'une carrière déjà longue et consacrée tout entière aux aliénés, a dit en terminant le docteur Blanche, j'ai toujours eu pour principal but de les soulager dans leurs souffrances; aujourd'hui qu'ils sont menacés d'une nouvelle aggravation de malheur, combien je me félici-

terais si j'avais pu contribuer, pour ma modeste
part, à les en préserver, lorsque leur sort est
déjà si misérable et si digne de pitié ! »

On conçoit qu'avec de si justes arguments et
une aussi touchante péroraison, M. Blanche ait
gagné sa cause devant la Chambre comme il l'a
gagnée devant l'Académie : le projet de la commission, entraînant l'annulation de l'amendement
Guillot (de l'Isère), a été adopté par 327 voix
contre 119. Ainsi, le cœur humain a eu raison;
et la loi française a pu enregistrer une cruauté de
moins...

CHAPITRE XXXIII

Les criminels. — Crime et névrose. — Crânes d'assassins et crânes de grands hommes. — O libre arbitre! — Le type criminel. — Physiognomonie du délinquant. — Progrès du crime. — Le calendrier criminel. — La folie homicide.

Les criminels doivent-ils être envisagés, scientifiquement, comme des membres de la grande famille des névrosés? Il ne s'agit point des assassins irresponsables, épileptiques ou alcooliques (trop souvent encore exécutés, il est vrai) : les lésions anatomiques sont, dans ces cas-là, constantes ou à peu près, et généralement bien connues. Il s'agit de déterminer les caractères anthropologiques spéciaux du crâne et du cerveau des assassins *normaux*; de voir si ces organes n'ont pas un caractère inférieur d'évolution, qui les rapprocherait de ceux des races peu élevées,

M. Manouvrier a trouvé, comme caractères, le

15.

poids exagéré de la mandibule, et la petitesse extrême de la région frontale du crâne, alors que l'ensemble du crâne présente les dimensions ordinaires. Ces caractères spéciaux sont très rares dans le sexe féminin, peu disposé à l'assassinat; l'auteur fait remarquer, d'ailleurs, avec juste raison, que les instincts sociaux prédominent chez les êtres faibles.

Les assassins paraissent donc naître assassins : ce sont de curieux échantillons des races sauvages et primitives disparues. L'étude précédente a été faite d'après les crânes de criminels qui figurent au musée Orfila et au musée d'anthropologie. Il y a quelques années, le docteur Bordier s'était livré à des recherches analogues et avait rapproché les crânes d'assassins des crânes préhistoriques : il avait remarqué le défaut d'équilibre entre le siège des facultés *frontales*, c'est-à-dire de la pensée, et celui des facultés *pariétales*, qui disposent à l'action. Les assassins sont donc atteints, par atavisme, d'une *monstruosité* cérébrale héréditaire, évidemment capable d'être exaspérée par les conditions sociologiques du milieu, mais primitive, c'est-à-dire, préexistante.

Il est certain que la capacité cranienne est ordinairement plus marquée chez les savants que chez les illettrés, chez les habitants des villes que chez les paysans. De nombreuses mensurations faites par Parchappe, Gratiolet et Broca mettent hors de doute ce fait que l'activité intellectuelle imprime au développement cérébral une activité proportionnelle. Mais à côté de la *quantité* de substance cérébrale, il faut toujours considérer la *qualité*...

La capacité du crâne peut varier du simple au double. La taille et le poids du corps ont, d'ailleurs, sur cette capacité, une influence peu établie. Au contraire, le sexe a ici une grande importance ; le poids du cerveau féminin est toujours *inférieur* à celui du cerveau masculin, et le devient de plus en plus, à mesure qu'on s'élève dans l'échelle de la civilisation. De même, l'écart entre les grands crânes (de 1 800 à 1 900 centimètres cubes), et les petits (1 000 à 1 100 centimètres) est plus fort chez les Parisiens modernes que chez leurs ancêtres d'il y a 600 ans. Donc, loin de tendre vers l'égalité physiologique, les hommes d'une même race et ceux des races différentes tendent visiblement à se différencier de plus en plus.

Les cerveaux énormes appartiennent parfois aux hommes de génie. C'est ainsi que le cerveau de Georges Cuvier pesait 1 831 grammes, celui de lord Byron 2 238, celui de Cromwell, 2 231.

Mais, généralement, ces gros poids sont plutôt l'apanage des aliénés et des épileptiques. Le poids du cerveau de Skobeleff, le vainqueur de Plewna, pesait 1 457, celui de Tourgueneff 2 012, celui de La Fontaine 1 950, celui de Descartes 1 706. Tous ces crânes sont des *crânes d'élite*. En effet, les petits cerveaux appartiennent presque toujours à des imbéciles ou à des idiots. Tous les cerveaux connus d'hommes distingués ont un poids moyen de 1 400 à 1 700 grammes. Le cerveau de Morny, mort à cinquante ans, pesait 1 520 grammes, celui de Broca, mort à cinquante-six ans, 1 485 grammes; celui d'Asseline, 1 468; celui de Dupuytren, 1 438, etc. Comme le dit à ce sujet Manouvrier, « la quantité dont les hommes distingués l'emportent sur le vulgaire, bien qu'assez grande en moyenne, ne peut donner une idée juste de l'influence de la masse du cerveau sur le degré de l'intelligence : mais elle suffit largement pour prouver *que cette influence existe et qu'elle est considérable.* »

P. Broca, en comparant, avec le *conformateur des chapeliers*, le volume de la tête chez les infirmiers et chez les étudiants; Lacassagne, chez les soldats illettrés et chez les médecins du Val-de-Grâce ; Delaunay, chez les séminaristes et chez les normaliens, sont arrivés, tous trois, à cette conclusion que la valeur intellectuelle est toujours en rapport direct avec la capacité cranienne. Mais il est évident que l'avenir de ces recherches intéressantes réside plutôt dans l'analyse *qualitative* du cerveau que dans son analyse *quantitative*, qui a donné, pour ainsi dire, tout ce qu'elle peut donner, au point de vue philosophique.

La science contemporaine nous prouve tous les jours la vérité de cette définition du libre arbitre par John Stuart-Mill : « Une hypothèse contredite par l'expérience. »

On sait parfaitement aujourd'hui que les déformations du crâne entraînent des troubles cérébraux, tels que l'épilepsie, l'idiotie et la folie. Dans la Haute-Garonne, les nourrices déformaient autrefois le crâne des enfants en leur donnant une forme pointue. Cette pratique, au dire de Broca, a longtemps peuplé l'asile d'aliénés de Toulouse, et rendu la folie et le crétinisme fréquents en cette région. Une sorte de rachitisme des os de la voûte du crâne, en rendant le cerveau asymétrique, cause souvent l'épilepsie (Lasègue). Il est donc certain que le crâne a la plus grande influence sur son contenu, le cerveau ; mais ce dernier, toutefois, mérite surtout d'être approfondi, au point de vue des recherches anthropologiques ; et l'on doit scruter avec soin ses cir-

convolutions, si l'on veut faire progresser la
science psychologique, à peine débarrassée des
brouillards d'Aristote. C'est ce que comprennent,
du reste, de plus en plus, les savants qui se livrent
à ces belles études. C'est ainsi que, étudiant les
crânes d'assassins, Moritz Benedikt (de Vienne)
a trouvé, dans plusieurs cerveaux de criminels,
quatre circonvolutions frontales, au lieu de trois.
Or, les quatre circonvolutions appartiennent seulement aux carnassiers, aux animaux de proie!
Croyez, après cela, au libre arbitre, à la responsabilité humaine!

Voilà les arguments solides qui feront disparaître la peine de mort des codes civilisés. Car il
sera toujours impossible, n'est-ce pas, chers lecteurs, de distinguer, sur le vivant, un cerveau orné
de quatre circonvolutions dans son lobe frontal!
Voyez, d'ici, les fertiles conséquences de l'anthropologie, qui doit affranchir un jour le cerveau
humain des entraves séculaires de la philosophie.
Réalisant le noble vœu de Charles Letourneau,
elle tuera la métaphysique, et le jour où mourra
la métaphysique sera pour l'humanité un jour de
délivrance.

Mais combien il est dur de pénétrer le dessous
des cartes de la nature morbide et de prendre le
symptôme en flagrant délit!

La méthode scientifique a fait de sérieux progrès en médecine judiciaire, grâce surtout aux travaux de Lombroso et de ses élèves, qui ont essayé d'établir anthropologiquement le *type criminel*. Outre les caractères spéciaux du crâne et de la face, que nous avons déjà exposés, il existe un *habitus* général fréquent, sinon spécial, chez les meurtriers. C'est ainsi qu'ils présentent habituellement une force musculaire marquée, une poitrine développée au delà de la moyenne, les extrémités souvent difformes, le bras et le pouce allongés comme chez les singes, le système pileux développé, le crâne et les mâchoires volumineux. Ces derniers caractères, très importants, ainsi que ceux déduits de l'état du système dentaire, n'avaient pas échappé au génie observateur du Français Descuret. Il en avait même tiré les conclusions suivantes : « Si un candidat a de longues incisives, rejetez-le, c'est un rongeur du peuple. A-t-il de longues canines, rejetez-le également, il le déchirerait. S'avance-t-il muni de larges molaires, gardez-vous de lui donner votre voix ; c'est un grand mangeur ; et comme cette race d'hommes digère toujours, et que la digestion absorbe les facultés, ils dormiraient continuellement sur les bancs. Donnez vos suffrages au citoyen dont les dents sont petites et bien rangées :

celui-là est un homme sobre, ami de l'ordre et de la justice ; et il ne vous grugera pas... »

Dans un ouvrage qui a obtenu un vif succès, le docteur A. Corre, a remarquablement étudié *les Criminels* [1] au point de vue psychologique. L'insensibilité physique et l'amoindrissement de l'acuité de la vue et de l'ouïe se retrouvent, chez eux (d'après lui), comme chez les aliénés, quoique à un degré moindre. L'*ambidextrie* (ou l'usage indifférent des deux mains), avec prédominance de la main gauche, a été également invoquée comme caractéristique, chez les délinquants, par les criminalistes italiens. Quant aux sentiments du vrai criminel, ou *criminel-né* (nous ne parlons pas du criminel d'occasion), ces sentiments nous apparaissent, en général, comme animalisés et anti-sociaux par excellence. Le malfaiteur est un être matériel, paresseux, débauché, ivrogne, joueur ; non seulement il est égoïste, mais encore il est (selon l'heureuse expression du docteur Corre), *anti-altruiste*. Les instincts, et notamment l'appétit sexuel, sont sans cesse déchaînés chez lui (exemples de Pranzini et de Prado) ; la faim est bestiale, féroce, boulimique (exemple des rations, dites *faméliques*, des bagnes). Comme le

1. O. Doin éditeur.

sauvage, le criminel est vindicatif à l'excès ; aussi lâche que cruel, non seulement il tremble en présence de la mort, mais il se préoccupe étrangement du sort réservé à son cadavre ; il a peur de servir aux études anatomiques, lorsqu'il a été condamné à mort, etc. ; fréquemment enfin (dans ce dernier cas surtout), il se jette, avec ferveur, dans la religiosité.

Les criminels sont très vaniteux ; mais, même sous les vêtements du mondain, ils sont généralement malpropres ; le docteur Corre dit qu'ils sont les *cabotins de la fange*. Leur orgueil s'affiche surtout dans leurs tatouages et dans leurs élucubrations littéraires. La criminalité est loin, d'ailleurs, d'exclure l'intelligence : tout le monde le reconnaît et le constate.

Ce que l'on a remarqué surtout, chez les criminels, c'est l'absence de tendance esthétique, de dispositions pour les arts ; c'est ce qui les rapproche encore des races inférieures, au point de vue cérébro-psychique.

La physionomie des criminels est ordinairement désagréable et sauvage. Sur 275 photographies de criminels, Tarde n'a découvert qu'un joli visage (une femme). Le front est bas, aplati, fuyant ; l'œil est terne et atone. Le violateur a la physionomie délicate et pâlotte, les lèvres et les paupières volumineuses. Le meurtrier a le regard vitreux et sanguinaire, les paupières agitées, la barbe inégale, les lèvres minces, les canines développées ; l'expression générale de la figure est bestiale. Le voleur est d'un aspect plus banal : il a l'air hypocrite et rusé. Le faussaire et l'escroc présentent souvent, d'après Lombroso, une sorte de bonhomie « cléricale » apparente, qui en impose parfois. Bien entendu, ce sont là des caractères généraux qui souffrent de fréquentes exceptions. La physiognomonie est et ne sera jamais qu'un art conjectural.

Quoi qu'il en soit, le criminel est maintenant (grâce aux travaux contemporains) le véritable client du médecin-légiste. C'est peut-être à cause de ces caractères scientifiqces, hélas ! que nous voyons le crime régi par des lois fixes et qui semblent immuables ; le budget des prisons, bagnes et échafauds est, en effet, suivant le mot déjà ancien de Quételet, payé tous les ans avec une effrayante régularité. Tous les ans, cependant, si nous constatons que le nombre des délits augmente, c'est aussi que la législation a multiplié les cas délictueux. Mais le nombre des crimes, et surtout des crimes contre la propriété, diminue tous les jours.

Ce qui démontre bien l'existence (cyniquement

niée par quelques-uns) de la question sociale, c'est que les attentats contre la propriété augmentent avec l'augmentation du prix du blé, les disettes, les crises économiques. Quant aux crimes contre les personnes, leur nombre reste stationnaire ; il s'accroît accidentellement dans les temps de révolution, d'élections, etc., sous l'action principale des fumées malfaisantes de l'alcool.

Certains crimes subissent une augmentation constante : l'avortement a crû dans une proportion de plus de 50 p. 100 depuis un demi-siècle. C'est encore une preuve en faveur des réformes sociales, qui doivent, quoi qu'on puisse dire, exercer une grande influence sur la réforme des mœurs. C'est ainsi qu'une bonne loi sur la recherche de la paternité restreindra sûrement les pratiques abortives des malheureuses filles-mères, etc.

Les saisons ont une réelle influence sur la criminalité. Lacassagne a prouvé que les attentats contre les propriétés ont leur minimum pendant les mois d'été, époque à laquelle les crimes contre les personnes présentent au contraire leur maximum. Lacassagne a pu dresser un véritable *calendrier criminel*, des plus utiles à consulter pour le médecin et pour l'homme de loi. On y voit, par exemple, que le viol sur des enfants,

qui est au 12ᵉ rang en janvier, février, mars,
s'élève au 1ᵉʳ en juin, juillet, août, etc.

L'homme est cinq fois plus criminel que la
femme, quoique certains crimes (empoisonnement, infanticide) soient presque exclusivement
féminins. C'est de vingt et un à trente ans, puis
de trente à quarante, que la criminalité est le
plus fréquente. Les gens mariés, surtout lorsqu'ils ont des enfants, fournissent, relativement,
peu de criminels : c'est ce que Bertillon nommait
« les qualités préservatrices de l'association con-
jugale ». Les gens sans domicile légal fournissent au crime un apport considérable : ce qui
doit singulièrement encourager nos dirigeants à
résoudre l'éternelle question des loyers et des
logements pour le peuple...

Le criminel se distingue, d'après le docteur
Despine, par trois traits principaux : la *perversité*,
l'*inconscience* morale (absence de sens moral et de
remords), et la *faiblesse du libre arbitre* (impulsions violentes, irrésistibles). L'*hérédité* du crime
est fréquente et si indiscutable que Thompson a
proposé la castration des criminels pour les empêcher d'avoir des rapports sexuels. L'*incurabilité du crime* est également un caractère indé-
niable et presque absolu ; mais, dans bien des cas,
le criminel ne devient récidiviste que parce que

la société lui a bouché toutes les issues, excepté celle du crime.

Le crime et la folie ont les plus grandes affinités. L'un des plus illustres aliénistes contemporains, Maudsley, dit à ce propos : « Tel deviendrait fou, s'il n'était criminel, et c'est parce qu'il devient criminel qu'il évite la folie. » Tout à l'heure, nous avons tracé les rapports qui existent entre le développement de certaines parties du crâne et les impulsions criminelles. La question n'est pas encore résolue : mais nous possédons de nombreux éléments pour sa solution. Il est certain que la prédominance des instincts sur l'intelligence, et que l'irresponsabilité relative ou absolue sont intimement liées à une structure spéciale du crâne et du cerveau. Le *cerveau criminel* existe, et il est aujourd'hui à peu près irréfutable. En sera-t-il bientôt de même du *crâne criminel ;* et pourra-t-on, un jour, du vivant des assassins, démontrer les anomalies d'organisation et, partant, l'irresponsabilité dans le crime? Il est permis de l'espérer. Il arrivera prochainement un moment où le crime *responsable* diminuera dans de fortes proportions chez les nations civilisées. Alors la guillotine ne fera plus partie du traitement de l'aliénation mentale, comme elle en fait partie encore trop souvent chez nous aujourd'hui.

Si l'on pouvait seulement diagnostiquer, à coup
sûr, par des signes certains, le type professionnel
des criminels-nés, la réclusion perpétuelle serait
assurément la seule mesure scientifique à appliquer à ces êtres dégénérés, nuisibles, anti-
sociaux.

Malheureusement, malgré les progrès réalisés
dans ce genre de diagnostic, la médecine est loin
encore de pouvoir fournir à la justice les éléments
solides pour affirmer la déchéance morale définitive et l'anomalie cérébrale chez le criminel. Les
monstres ou les brutes, dont les actes délictueux
ressortissent au *fatum* héréditaire, doivent évidemment, du reste, être mis hors d'état de nuire :
la pitié, que ressent le psychologue en face de
ces êtres atypiques, ne doit, en aucun cas, exclure
le droit judiciaire de punir, qui est entièrement
basé sur l'intérêt de la société. Mais il n'est plus
conforme aux progrès de notre époque de dire,
avec un criminaliste du siècle dernier : « La folie
homicide est une maladie curable en place de
Grève. » Notre devoir est de pousser, au contraire, absolument, à l'abolition de la peine de
mort, toutes les fois qu'il s'agira d'un criminel
suspect de dégénérescence cérébrale innée ou
héréditaire. Dans quelques siècles, a dit avec
raison le docteur Büchner, on considérera les

procès criminels de notre époque avec le même sentiment que nous inspirent aujourd'hui les procès des sorciers au moyen âge et les condamnations des aliénés méconnus.

CHAPITRE XXXIV

La contagion dans le crime. — Les familles de criminels. — Le milieu sociologique. — Les crimes sériés. — Criminel-né et criminel d'occasion. — Le client du médecin légiste et la clinique dans les prisons.

Ce qui achève, du reste, l'assimilation, pleine de justesse, du criminel avec le malade mental, c'est la *contagiosité*, si fréquemment constatée dans le crime, par les observateurs contemporains.

D'après les travaux de notre savant confrère le docteur Paul Aubry, il faut, pour qu'un sujet puisse éprouver ce phénomène psychique, particulièrement étrange, une combinaison de ces quatre termes : suggestion, imitation, hérédité morbide, contagion. Autrement dit, un individu ne peut subir la contagion du crime que s'il offre une réceptivité morbide, c'est-à-dire un terrain préalablement préparé à la germination de la graine. C'est ainsi que, dans une salle d'hystériques ou d'épileptiques, une attaque isolée est bientôt suivie d'autres attaques; aux massacres de Septembre, la vue du sang excite la fureur de la foule, qui commet aveuglément les plus grands crimes. C'est également de cette manière que s'expliquent les épidémies de danses de Saint-Guy, de tarentisme et autres convulsions dont l'histoire nous a transmis les étranges récits.

L'hérédité, dont les lois implacables semblent planer sur tout être vivant, joue un rôle immense dans la criminalité : il y a des familles de meurtriers comme il existe des familles de musiciens : ce qui ne veut pas dire qu'une saine éducation ne puisse, dans bien des cas, stériliser (ou tout au moins dissimuler) la tare héréditaire. Si cela n'était, l'humanité ne serait bientôt plus qu'un vaste repaire de brigands, et, comme le remarque très justement le docteur Aubry, les enfants de médecins ou d'employés, qui poussent dans les asiles d'aliénés et vivent ordinairement au milieu des malades, fourniraient à la folie un contingent qui n'a jamais été signalé, fort heureusement.

Tout le monde n'est pas capable de céder à cette suggestion inconsciente, à cette sorte d'hypnose morale qu'exerce un milieu sociologique plus ou moins défectueux. Il faut, pour cela, un état mental *minoris resistentiæ*. Mais cet état se rencontre assez fréquemment, ne l'oublions pas.

La prison (ainsi que l'a démontré Lacenaire dans son éloquente auto-biographie), la prison est la meilleure école du crime : c'est là que le métier de voleur et celui de meurtrier s'apprennent le mieux ; c'est de la prison que sortent presque toutes les associations de criminels, par le fait du ferment malfaisant qui s'échappe d'une collectivité éminemment perverse. Or, dit Lombroso, « le criminel ne peut vivre sans compagnons ; il s'expose même au danger, pour en trouver ; ce qui le distingue du fou, qui préfère toujours la solitude et évite la société d'autrui ». Cette influence singulièrement immorale de la prison nous explique pourquoi, malgré la rigueur croissante des lois, la proportion des récidivistes a presque doublé depuis cinquante ans : ce qui reste en l'homme de sens moral et d'idées généreuses achève bientôt de sombrer, dans un milieu épidémique impropre à la culture des bons sentiments. Au sortir de la prison, les détenus exécutent les plans qu'ils ont pu mijoter à l'aise durant leurs longs jours de détention. Ils y mettent une plus grande prudence, voilà tout...

L'échafaud n'exerce, pas plus que la prison,

d'action moralisatrice sur le criminel. Neuf condamnés à mort, seulement, sur trois cent quarante-quatre interrogés par des aumôniers, ont
avoué n'avoir point assisté à des exécutions capitales. L'appareil pompeux de ces solennités d'un
triste genre finit même par obséder le cerveau
malade du criminel : l'échafaud devient ainsi,
graduellement, son idée familière. M. Paul Aubry
cite (d'après Morel, Prosper Lucas et d'autres
auteurs) plusieurs observations qui démontrent
nettement l'influence contagieuse de ces exhibi-
tions, qui, lugubres seulement pour les esprits
pondérés, deviennent, pour les dégénérés et les
déséquilibrés, une véritable apothéose du crime,
souverainement malsaine. Le criminel arrive,
peu à peu, à ne plus voir, dans l'échafaud, que
la consécration suprême d'une notoriété dont il
est étrangement assoiffé. Les exécutions de la
fille Cornier, de Papavoine, de Fieschi, etc., sont
célèbres, dans les annales criminelles, pour les
pensées et les actes sauvages que suggéra, dans
bon nombre de cerveaux impressionnables et fragiles, la toute-puissance de la contagion nerveuse.
Moralité : supprimons, une bonne fois, la publicité des exécutions.

Parmi les meurtres bien nettement contagieux,
ceux perpétrés à l'aide du vitriol ou du revolver

sont, à notre époque, absolument typiques. Depuis le jour où la veuve Gras vulgarisa le *vitriolage*, l'histoire de toutes les vitrioleuses est calquée sur le même modèle, et se répète, sans trêve, à peu près à toutes les sessions des cours d'assises. Le vitriol devient l'arme à la mode, le crime banal; et l'imitation se trouve ici singulièrement favorisée par une injustifiable indulgence de la part des jurys. Il y a deux siècles, c'était le lâche empoisonnement, qui sévissait chez nous, à l'état épidémique; c'était le beau temps où la haute noblesse usait largement des « poudres à succession » artistement combinées par la Brinvilliers, la Voisin, la Mancini, auxquelles il faut attribuer ces épidémies de morts mystérieuses et étranges, qui étonnèrent le xviii° siècle.

L'infanticide et l'avortement, l'incinération et le dépeçage criminels ont marqué, dans les annales judiciaires de ces dernières années, avec une telle intensité (on peut s'en convaincre par les faits-divers), qu'il est difficile de n'y point voir l'action toute-puissante de la contagion nerveuse. Combien, en effet, n'a-t-il pas eu d'imitateurs, l'horrible crime commis, en 1876, par Billoir sur la veuve Le Manach ! A certaines époques troublées de l'histoire, ce sont de violentes épidémies de meurtre, qui contagionnent soudain tout un peu-

ple, donnant à penser que l'homme descend à la
fois du tigre et du singe. En temps de révolution,
la fureur homicide ne connaît plus de bornes ;
l'instinct féroce des foules accomplit, alors, inconsciemment, tous les crimes, par une impulsion nettement contagieuse, dont notre passé
historique offre, hélas ! plus d'un exemple poi-
gnant. La Semaine sanglante (son souvenir est
encore bien près de nous) constitue l'une des
preuves saisissantes de ce que peut réaliser l'ému-
lation pour le meurtre. La guerre, elle-même,
n'est-elle pas le plus immortel échantillon de la
folie homicide, épidémique et contagieuse ? Mais,
ainsi que le disait Voltaire, les crimes, au théâtre
comme en politique, ne sont passables que lorsqu'ils sont nécessaires. Tuez l'un de vos sem-
blables, vous êtes un vil assassin ; tuez-en cent
mille, vous êtes un grand conquérant :

Ille crucem sceleris pretium tulit, hic diadema.

C'est que la guerre est, comme on l'a définie,
un meurtre sous raison sociale.

L'hygiène morale, comme l'hygiène physique, a
pour but et pour devoir imprescriptible la prévention du mal. Dans la question qui nous occupe,
la prévention réside, avant tout, dans une sévère
réforme des mœurs. Mais le devoir social est de

16.

rechercher toujours l'hérédité morbide, partout
où elle se dissimule. La société peut ainsi exercer
un utile droit de défense, si elle songe que les
crimes ne sont jamais des coups d'essai, et que le
vice a ses progrès comme la vertu. C'est ce que
Racine a éloquemment exprimé, dans *Phèdre*,
lorsqu'il fait dire à Hippolyte :

Examinez ma vie et songez qui je suis :
Quelques crimes, toujours, précèdent les grands crimes;
Quiconque a pu franchir les bornes légitimes
Peut violer enfin les droits les plus sacrés :
Ainsi que la vertu, le crime a ses degrés.

Non seulement ses degrés, mais aussi les combinaisons les plus variables. Le criminaliste logique, comme le médecin vraiment digne de ce nom,
doit toujours remonter aux sources du mal et
suivre, pas à pas, la filiation successive des mauvaises actions chez le criminel. D'abord vicieux
et jouet de ses instincts, ce n'est que peu à peu
qu'il s'élèvera jusqu'au crime, aux attentats anti-
sociaux, à l'homicide, au guet-apens et à l'assassinat. Le criminel-né ou criminel d'instinct se
reconnaîtra, d'ailleurs, à son cynisme, à son
insouciance, à son absence de remords. Au contraire, le criminel par violence des passions pré-
sentera toujours une exubérance véritable de la
sensibilité morale, qui montre bien qu'il n'a pu

que céder à une impulsion occasionnelle. Un magistrat intelligent ne se trompe guère, dans l'examen de ces deux variétés de criminels.

Il faut faire, dans les prisons, ce que les aliénistes font dans les asiles : de la clinique. C'est pourquoi il serait désirable de voir sanctionner les vœux suivants, émis par le dernier Congrès criminologiste de Paris :

1° Que les gouvernements facilitent aux médecins et aux anthropologistes l'entrée dans les prisons ; 2° que les cadavres des suppliciés soient mis à la disposition des anthropologistes.

Il faudrait aussi, par une éducation spéciale, rendre les juges et les experts juridiques plus compétents dans les questions criminelles qu'ils sont appelés à trancher. Enfin, les jugements doivent toujours s'inspirer du noble axiome de Beccaria, l'immortel écrivain des *Délits et des Peines* : « La société se défend et ne se venge pas. »

CHAPITRE XXXV

La responsabilité en matière criminelle. — Exemple des vols à l'étalage.

Contrairement à ce que l'on croit et répète volontiers, la criminalité n'augmente pas, en France ; elle diminue, au contraire, d'une façon sensible. Si l'on s'en réfère, en effet, à la statistique criminelle, officiellement publiée par le Ministère de la justice, on voit que, sous l'Empire, et surtout sous Louis-Philippe, le chiffre des meurtres et des assassinats était, d'un quart environ, plus élevé que pendant notre troisième République.

Pour les détails de cette intéressante question historique, on peut s'en rapporter à la remarquable étude du docteur Socquet : *la Criminalité en France de* 1826 *à* 1880. (Dans cette étude, enrichie de courbes et de cartes géographiques, le jeune et savant expert près le tribunal de première instance démontre que les crimes contre les adultes vont en diminuant, pendant qu'augmentent les crimes contre l'enfance. Les crimes en augmentation sont : les infanticides, avortements, viols et attentats à la pudeur contre les enfants, coups et blessures ayant occasionné la mort, incendies d'édifices habités ou non. Les crimes en diminution sont : les meurtres et tentatives, assassinats et tentatives, viols et attentats sur les adultes, parricides, empoisonnements, coups et blessures graves, coups à des ascendants.)

Ce qui augmente notablement, par exemple, c'est la publicité donnée au crime, et la singulière précocité des coupables. Aujourd'hui que la pathologie sociale (comme la pathologie médicale) est mieux connue, c'est avec ensemble que les médecins et les criminalistes déplorent l'inévitable action de la presse en matière criminelle. En effet, la contagion par imitation, la contagion dite nerveuse, est absolument prouvée aujourd'hui ; et le désir de la notoriété que confère un *beau* crime, agite, plus que le remords, le cerveau des jeunes assassins. La répétition, par séries, des crimes célèbres, — de ceux surtout qui ont été dramatisés avec le plus de retentissement par le grand orchestre de la presse, — est le meilleur argument à invoquer en faveur de la contagion imitative, et contre la trop grande publicité donnée aux crimes de nos jours.

On a défini la morale : *ce qu'on exige des autres.* Mais encore faut-il savoir *si ces autres* en sont capables. Sans aller jusqu'à dire, avec Henri Taine, que le vice et la vertu ne sont que deux produits, comme le vitriol et le sucre, il est absolument hors de doute que certains crimes célèbres, de même que tous les événements saillants, sont capables de troubler dangereusement les cerveaux déjà déséquilibrés, alors que, sur les esprits pondérés, les mêmes événements n'exercent aucune influence.

C'est le cas de répéter le célèbre barbarisme du P. Malebranche : « L'homme n'agit pas : *il est agi.* »

La faute en est à l'hérédité, cette *cause des causes* de la folie, et peut-être aussi de la criminalité... Otez la dégénérescence entraînée par l'hérédité morbide et les autres causes de vésanie sont, pour ainsi dire, sans force et comme inanimées...

En recherchant l'hérédité chez les criminels, et en supputant ainsi la parenté possible du crime et de la névrose, Lombroso et d'autres savants sont arrivés à conclure que le crime est souvent une maladie : le médecin italien a même entrepris, non sans succès, la démonstration d'un type spé-

cial à l'*uomo deliquente*. Ce qu'il y a, pratique-
ment, à retenir de toutes ces remarquables études,
c'est que les limites du crime et de la folie sont
fréquemment indécises et peu marquées.

Nous ne parlerons pas ici de la conscience,
laissant aux professeurs de philosophie le soin de
démontrer (puisqu'ils sont payés encore pour
cela) l'existence officielle de cette faculté mentale.
Schopenhauer a établi que ce prétendu *corps
simple* n'était, en réalité, qu'une combinaison
d' « un cinquième de crainte des hommes, un cinquième de crainte religieuse, un cinquième de
préjugés, un cinquième de vanité et un cinquième
d'habitude ».

En somme, l'irresponsabilité d'un grand nombre de criminels nous semble éclatante de vrai-
semblance : combien de névropathes, descendants d'épileptiques, d'alcooliques, de cérébraux,
ne jouissent, ne jouiront jamais d'une parfaite
santé mentale! Chez ces dégénérés, que de fois
sommeille ce qu'on est convenu d'appeler le libre
arbitre! Leurs pensées, leurs sensations, leurs
actes, sont empreints d'une fatalité qui les domine et qui en exclut, plus ou moins, la responsabilité. Ce sont des sujets qui ont, comme on
l'a dit, manqué d'incubation morale : jamais ils
n'atteindront leur majorité intellectuelle, et, dès

leur naissance, ils présenteront des désordres
mentaux caractéristiques.

Et la comparaison n'est pas oiseuse : voyez
comme les enfants sont fréquemment menteurs,
voleurs, cruels, voraces, vindicatifs, dépourvus de
sens moral[1]. Si la morale des loups peut bien
éclairer celle des hommes, *a fortiori* le peut la
morale des petits des humains ! La liberté éclairée
par la raison, tel est, d'après Cousin, le fondement
de la liberté humaine. Sans ne voir autour de nous
qu'inconsciences et paralysies de la volonté, re-
connaissons franchement que la fréquence de l'état
névropathique atténue, plus d'une fois, la responsabilité des délinquants :

Mon Dieu ! des mœurs du temps, mettons-nous *plus* en peine,
Et faisons un peu grâce à la nature humaine !

Parmi les faits qui ont marqué, de la manière
la plus visible, les incessantes conquêtes de la
science sur la loi et la grande compétence sociale
de la médecine mentale, nous devons citer les vols
aux étalages des grands magasins : ils sont d'ac-
tualité permanente à Paris. Parfois délictueux (cela
est bien certain), les vols dans les grands magasins sont, le plus ordinairement, reconnus comme

1. Voir : *l'Homicide commis par les enfants*, par le Dr Moreau de Tours.

pathologiques ou tout au moins demi-pathologiques. Les psychologues et romanciers nous en ont offert bien des descriptions, notamment Émile Zola, dans son *Bonheur des Dames*.

Les vols à l'étalage sont, le plus souvent, commis par des femmes hystériques, aux trois quarts aliénées, atteintes, parfois, de vertiges épileptiques inconscients, avec impulsions irrésistibles. D'autres fois, ce sont simplement de vieilles coquettes mal pondérées et notoirement faibles d'esprit. Quant à la nature des vols, elle est généralement absurde, incohérente : ce sont objets inutiles, que la voleuse ne prend même point la peine de cacher habilement, mais dont elle s'empare d'une manière pour ainsi dire automatique, sans manifester aucune émotion du fait accompli. Parmi les voleuses, du reste, on reconnaît qu'une bonne partie se compose de femmes enceintes, de femmes arrivées à l'âge critique, de jeunes filles en pleine période menstruelle, etc. La plupart de ces *voleuses honnêtes*, arrêtées journellement en flagrant délit dans les grands magasins, sont certainement les jouets d'une impulsion inconsciente, involontaire. Après nous avoir rapporté plusieurs observations, monotones à force d'identité et démontrant péremptoirement qu'il s'agit d'une aberration psychique réelle, la science nous explique

17

comment une convoitise ardente se trouve excitée,
dans certaines têtes faibles, par les étalages sa-
vamment construits de nos grands bazars de nouveautés. L'instinct d'appropriation est inné dans
l'homme, « et l'on peut dire, sans exagération, que
tout enfant a en lui l'étoffe d'un voleur bien plus
sûrement que d'un héros ». La culture intellectuelle et morale éteint, peu à peu, ces appétits naturels. Mais certaines femmes restent enfants
toute leur vie, et conservent ce caractère inhar-
monique et irraisonnable qui en fait les véritables
poupées des nerfs. Qu'une tentation violente vienne éveiller, soudain, ces déséquilibrées, et le vertige du vol aussitôt les saisit, irrésistible, dans un
délire partiel où le bien et le mal restent confon-
dus et font place au besoin impératif, involontaire,
d'appropriation !

La responsabilité est donc bien nettement atténuée, chez ces pauvres névrosées, qu'il faut, pour
être juste, traiter avec la moindre sévérité pénale
possible ; et nous nous rallions absolument aux
conclusions de notre savant confrère Letulle :
« Que messieurs les commerçants fassent moins
d'étalages et ne laissent point si facilement *toucher*
à leurs marchandises ; le jour où ils le voudront, les
femmes honnêtes ne les voleront plus. » Il s'agit
là, en effet, d'une sorte de paroxysme passionnel,

de perversion dans l'idéation, où l'égoïste instinct commande, et fait litière du libre discernement des choses. Le calcul des probabilités démontre d'ailleurs, généralement, aux juges, que la résistance morale chez ce genre de coupables est affaiblie et que les sanctions pénales du Code n'ont point là matière équitable de s'exercer.

Bien des femmes devraient, comme en Orient, rester, toute leur vie, frappées d'incapacité civile et considérées comme des mineures irresponsables, parce qu'elles ne possèdent jamais une sensibilité suffisamment refrénée par le raisonnement, — et pour tout dire, parce qu'elles ne présentent point la maturité mentale nécessaire. Ces lacunes morales par insuffisance du cerveau existent, plus communément encore qu'on ne se l'imagine, dans le sexe faible, et s'y manifestent autrement que par les vols dans les grands magasins. L'incohérence intellectuelle, la dipsomanie, les aberrations du sens moral et la désorganisation des facultés affectives qui produisent le saphisme et la nymphomanie, sont autant de preuves de ce manque d'équilibre cérébral, si commun aujourd'hui même dans les classes sociales les plus élevées.

CHAPITRE XXXVI

Appendice sur la peine de mort.

Nous ne saurions clore cette longue étude des criminels sans dire quelques mots sur la peine de mort, grave question sociale qui passionne, depuis si longtemps, les nations civilisées et a fait couler tant de fois l'encre des philosophes et des penseurs.

Est-on mort et bien mort, après la décapitation? La conscience survit-elle à ce mode instantané et perfectionné de supplice? Est-il possible qu'une sensation réelle de douleur physique succède à la funèbre opération de la guillotine? La physiologie est, croyons-nous, en mesure de répondre aujourd'hui à ces questions.

La brusque section de la moelle épinière au niveau du cou détermine, chez les animaux, la mort immédiate par une sorte de sidération. Mais le

cerveau, organe sensible de la pensée, ne peut-il
continuer son fonctionnement après avoir été séparé du tronc? Non, car il lui manque pour cela
l'incitant nutritif qui le fait agir : le sang, dont il
est inondé, à l'état normal, par les deux carotides ;
le sang artériel, qui s'enfuit en moins d'une se-
conde par les larges issues qu'a pratiquées le cou-
peret. Le cerveau gît, anémié et inerte, séparé du
tronc, isolé du cœur d'une manière immédiate et
foudroyante... La douleur produite par la brusque
section du cou n'a même pas le temps matériel
d'être perçue.

Il est très probable que si l'on pouvait, sans re-
tard, injecter dans le cerveau des décapités une
certaine quantité de sang artériel et vivant, on
pourrait faire de nouveau surgir l'idéation dans
le cerveau ranimé. Paul Bert le jugeait ainsi ; et
c'est pour cela qu'il protestait avec indignation
contre les expériences de cette ~ture, disant que
le physiologiste se rendait alors coupable d'une
œuvre abominable, injuste et impie, en infligeant
au condamné à mort le supplément de torture le
plus raffiné que l'imagination puisse concevoir.
En effet, si la douleur physique est incapable de
ressusciter, songez aux impressions morales de
ce décapité auquel on a rendu le *moi!*

Quant aux mouvements du visage qui peuvent

persister après la décollation, ou bien être artificiellement provoqués par des courants électriques
(grimaces, bâillement, rire sardonique, mouvements des paupières, etc.), ils n'indiquent aucunement la présence de la perception ou de la
souffrance : ils témoignent simplement de la vitalité persistante des muscles, dont les réflexes
contractiles survivent, automatiques et inconscients, à la décapitation. Lacenaire (quoi qu'on
en ait écrit) n'a jamais tenu la promesse qu'il avait
faite au docteur G..., de le prévenir, par un signe
convenu, que la volonté humaine survivait à l'exécution. Ce sont là des légendes qu'il faut détruire :
la tête du célèbre assassin grimaça, il est vrai,
dans le panier, mais sans aucun indice de survie
caractéristique.

La décollation abolit donc toute trace de vie
psychique : elle remplit toutes les conditions
exigées par le législateur de 1791, qui demandait,
non seulement la mort physique, mais encore la
mort intellectuelle immédiate. La physiologie
contemporaine n'a fait que confirmer l'opinion
émise, à cette époque, par notre grand Cabanis :
« Je bénirai, disait-il, les législateurs, quand ils
croiront pouvoir abolir la peine de mort; mais
je dois à la vérité de dire que le supplice de la
guillotine est celui qui tranche le plus instanta

nément la vie. » On sait que la décollation resta longtemps le privilège des nobles; ce fut dans une pensée d'humanité et dans un sentiment égalitaire que l'Assemblée nationale adopta l'ingénieux perfectionnement du docteur Guillotin, qui réalisait l'unité du supplice pour tous les citoyens.

Aujourd'hui, les expériences les plus rigoureuses (que nos lecteurs peuvent trouver *in extenso* relatées dans une savante monographie du docteur Paul Loye) permettent d'affirmer que, si la *mort*, dans son sens littéral, ne survient guère que deux minutes, en moyenne, après la décapitation, il est certain que la perte de connaissance est *subite*, la destruction du *moi* conscient immédiate et absolue. Quant aux divers mouvements qui se manifestent dans le tronc décapité, ils ne sauraient être conscients ni volontaires, puisque le cerveau seul préside, nous apprend la physiologie, à la volonté et à la conscience, — la moelle épinière ne possédant qu'une force excito-motrice aveugle, capable de transformer la sensibilité en mouvement, mais inapte à sentir et à percevoir les impressions. Le cœur ne continue-t-il pas aussi à battre après la décollation; et ce *primum vivens* ne demeure-t-il point l'*ultimum moriens?* La mort physiologique arrive toujours après la mort réelle, et la fibre musculaire n'est point immédiatement, quand l'homme a succombé, réduite à l'inertie : elle survit quelque temps, avec sa vitalité propre.

D'autre part, les expériences très rigoureuses du docteur Loye ont prouvé que le *nœud vital* de Flourens (cette région très limitée dont la section amène, chez le chien, une mort subite et calme, avec arrêt instantané de tout mouvement, respiratoire ou autre) s'étend, chez l'homme, au moins sur toute la hauteur de la moelle cervicale. C'est ce qui nous explique pourquoi, même lorsque la tête d'un condamné est *coupée trop bas*, par suite de la maladresse d'un Deibler quelconque, la mort n'en est pas moins foudroyante.

Comme conclusion, tant que la peine de mort durera, c'est la décapitation qui nous offre les plus sûres garanties pour la brusque et définitive disparition de toute vie mentale. La strangulation, la pendaison et la fusillade sont bien loin de nous offrir les mêmes certitudes. Quant à la fulguration par l'électricité, ses effets sont aussi moins complets et varient étrangement selon les individualités et le dosage du courant employé. L'État de New-York a récemment essayé de substituer à la potence l'électricité dans les exécutions capitales. Cette innovation a suscité de nombreuses objections : le journal médical *the Lancet* a fait

observer que l'électricité est capable de produire
la mort apparente. On cite plusieurs cas de sujets
frappés par la foudre, qui se sont réveillés au
moment où on allait les mettre en bière. La sépa-
ration de la tête et du tronc satisfait bien mieux
les exigences du criminaliste et de l'opinion. Les
Américains y arriveront sans doute, après avoir,
toutefois, en adeptes du *gokhead*, tenté d'autres
essais. Mais nous croyons, quant à nous, que la
vraie devise du progrès est celle-ci, libellée par
Victor Hugo : « Éclairez les têtes, et vous n'aurez
plus besoin de les couper! » Et, en disant cela, le
poète ne parlait pas seulement de l'instruction,
mais aussi de l'éducation normale et scientifique
des masses humaines. Il considérait, avec raison,
la guillotine comme un traitement un peu radi-
cal de la déviation morale... « O misère, s'écrie
de son côté Jules Vallès, c'est toi la première coupable. Le jour où il y aura de la farine pour tous
les vivants, il y aura peut-être besoin de moins
de son pour les guillotinés ! » Et la misère la plus
terrible n'est pas celle d'argent, c'est la misère
nerveuse, celle que nous avons cherché à esquisser en ce volume.

17.

CHAPITRE XXXVII

Hypnotisme et suggestion. — Le braidisme. — Les miracles suggestifs. — Dangers de l'hypnotisme dépourvu d'une direction scientifique.

Nous vivons à une époque où il n'est question que d'hypnotisme, de suggestion, de magnétisme, etc. Ce qui est certain, c'est que ces sciences *occultes* sont en train d'être, peu à peu, arrachées au charlatanisme, et accaparées par la vraie science. Ce n'est pas nous qui nous en plaindrons; nous nous féliciterons, bien au contraire, si cette fin de siècle nous donne la clef de tous les miracles !...

L'hypnotisme, depuis les observations si curieuses du chirurgien anglais James Braid (mort en 1860), a dépouillé, tous les jours, un peu de ses apparences magiques et surnaturelles. Aujourd'hui, les phénomènes qui s'y rapportent n'ont plus rien de merveilleux ni d'occulte.

L'hypnotisme (appelé aussi *braidisme*, du nom de l'illustre observateur Braid) est un sommeil nerveux, une sorte de somnambulisme artificiel, provoqué par la fixation du regard sur un objet, ordinairement brillant. On trouve, dans les livres anciens (dans le Coran, la Bible, les livres sacrés des Indous), les preuves que les phénomènes d'hypnotisation remontent à la plus haute antiquité. Les fakirs de l'Inde, de l'espèce dite *ombilicale*, s'endorment dans l'extase, en contemplant leur ombilic. Tout le monde connaît la plaisante et philosophique question suivante : « Adam et Eve avaient-ils un nombril ? » La religion indoue résout cette question par l'affirmative : elle considère le nombril comme la portion la plus noble du corps humain, parce que, dit-elle, le premier homme et la première femme tenaient au grand Brahma par un cordon ombilical. Voilà l'explication des fakirs ombilicaux ou *omphalocystes*...

Les pratiques hypnotiques entreront un jour (nous en avons la ferme conviction) dans la médecine courante, lorsque l'observation en aura bien défini la valeur et la portée. Braid, Liébeault, Liégeois, Bernheim, Bérillon, etc., auront été des précurseurs, dans ce coin encore mal exploré de

la physiologie psychique. Maintenant, arrivera-
t-on à expliquer un jour les phénomènes de cette
nature, scientifiquement?

L'état hypnotique présente tous les degrés, depuis la simple absence jusqu'au sommeil coma-
teux et stertoreux, c'est-à-dire jusqu'à la perte
absolue de connaissance et aux ronflements sonores. Tantôt, la volonté, le libre arbitre sont
complètement abolis : alors, le sujet est docile à
toutes les suggestions possibles. Tantôt, l'hypnotisé, insensible et comme paralysé, est complètement réfractaire à toute provocation extérieure.
Chez les individus nerveux, impressionnables,
hystériques, le sommeil hypnotique affecte souvent la forme d'une sorte de folie passagère, avec
exaltation des sens, hallucinations de l'ouïe, de
l'odorat et du goût. L'imagination se surexcite
alors très aisément : on persuade au sujet qu'il a
mal aux dents, qu'il fait très chaud ou très froid;
on lui fait boire de l'eau pour du brandy, etc.
On lui suggère, en un mot, par l'imitation, les
idées les plus fausses. Le plus léger chatouille-
ment provoque des contractions musculaires qui
peuvent aller jusqu'à la *catalepsie*, dont nous
avons (on s'en souvient) décrit ici les phénomènes. D'autre fois, le sujet est en état de réso-
lution musculaire; il est insensible aux piqûres.

et cet état d'insensibilité extatique peut aller jusqu'à la léthargie.

Quels sont, en somme, ces phénomènes? Demarquay l'a démontré : le *braidisme* est surtout déterminé par la concentration de l'esprit, matériellement aidée par la tension des globes oculaires. On hypnotise un aveugle : on n'hypnotise pas un idiot.

Pour réveiller le sujet, il suffit généralement d'une secousse brusque, d'un bruit violent, d'un souffle fort sur les paupières. Bien entendu, il est évident que l'état normal reviendrait sans cela, de lui-même, et au bout de peu de temps.

Les mêmes phénomènes se reproduisent toujours chez le même sujet, lorsqu'il est hypnotisé. Ce fait nous explique pourquoi certains charlatans finissent par dresser un personnel de *sujets*, fonctionnant sur commande et avec une docilité presque automatique.

Les degrés de l'hypnotisme, avons-nous dit, sont peu tranchés : aussi les divisions de M. Charcot en trois états, somnambulique, cataleptique et léthargique, nous semblent-elles un peu arbitraires.

Le braidisme est employé avec succès en médecine, pour combattre les douleurs violentes, les névralgies rebelles à tout traitement, les contrac-

tures et les états spasmodiques qui se rapportent
à l'hystérie, ce Protée morbide. On a même pu,
avec les pratiques hypnotiques, faire des opérations sanglantes, comme avec l'anesthésie chloro-
formique.

Il y a plus : les individus prédisposés peuvent
être endormis *localement*. Une excitation régulière, en un point quelconque de la peau (passes
dites *magnétiques*), peut déterminer l'insensibilité
des points touchés. La sensibilité normale est ra-
menée par des frictions irrégulières ou violentes.
Des douches d'air dans le nez rendent cet organe
insensible aux odeurs; des passes sur la langue
abolissent le goût; de petits coups frappés der-
rière l'oreille diminuent l'audition; des frictions
sur les globes oculaires déterminent une amau-
rose passagère. Et, dans ces expériences, la vie
psychique persiste tout entière, c'est-à-dire que
les centres nerveux ne sont nullement atteints.
Nous avons affaire à une hypnotisation purement
locale.

Le professeur Bernheim (de Nancy) s'est voué
à l'étude particulière de la suggestion. On sait
qu'il a exposé les résultats de ses travaux à cet
égard dans un gros volume (édité chez Octave
Doin). Il ne faudrait pas croire que tous les sujets
impressionnés par l'hypnotisme soient des cer-

veaux faibles, des femmes nerveuses : il suffit d'être docile, passif, obéissant, confiant, crédule, pour être facilement endormi *par suggestion*. Parmi les personnes ainsi hypnotisables, une sur sept environ peut être mise en état somnambulique. Chez certains sujets, enfin, on peut, par suggestion, aller jusqu'à provoquer des hémorrhagies et des stigmates sanglants, analogues à ceux que présentaient Marie Alacoque et Louise Lateau. Le docteur Bourru (de Rochefort) traça un jour, avec un stylet *mousse*, un nom quelconque sur l'avant-bras de l'un de ces curieux sujets; puis, il lui dit, une fois plongé en somnambulisme : « A quatre heures, tu t'endormiras et saigneras sur les lignes tracées : le nom sera écrit en lettres de sang. » A quatre heures, en effet, les caractères se dessinaient en un relief rouge vif, et trois mois après ils étaient encore visibles...

Le docteur Brémaud, médecin de la marine à Brest, a mis dans les états d'hypnotisme, de léthargie, de catalepsie et de somnambulisme, un assez grand nombre de matelots. Il établit même que, dans la race bretonne, les expériences d'hypnotisme réussissent sur un quart environ de sujets. Ils sont d'abord fascinés par l'hypnotisme, et deviennent des esclaves inconscients, qui obéissent automatiquement aux impulsions extérieures. A un second degré, il y a léthargie et catalepsie, surexcitation des sens et du système nerveux. Ce qu'il y a de curieux dans les recherches de M. Brémaud, c'est surtout la production des phénomènes chez des sujets sains et bien portants en apparence. Les sorciers du moyen âge, les miracles de Lourdes et du diacre Pâris se trouvent distancés. La magie des marabouts arabes et les étranges pratiques des Aïssaouas, et peut-être enfin toutes les histoires surnaturelles du passé et du présent, s'expliqueront dans l'avenir, par les *lois de l'hypnotisme*, qu'il appartient aux savants de dégager aujourd'hui.

Chez quelques sujets, se manifeste un état d'insensibilité très curieux, et qui nous explique certains phénomènes miraculeux de l'histoire : « Parmi les martyrs du christianisme, dit le docteur Charpignon, beaucoup échappaient à la douleur par le ravissement de l'extase, fait bien remarqué de leurs bourreaux, qui redoublaient de fureur et d'invention de supplices! » Cette immunité merveilleuse s'explique parfaitement par la suggestion, ainsi que, d'ailleurs, beaucoup des cures réalisées par la volonté et par l'imagination. C'est ainsi qu'on a pratiqué des amputations sur des sujets insensibilisés par les pratiques hypnotiques. M. Bernheim a étudié avec soin ces diverses applications, aussi étranges que pratiques, de la suggestion au traitement de certaines maladies.

La puissance de l'imagination, on le sait, est immense, et la *crédivité* humaine est sans limites. La foi dans les amulettes, dans les ossements des saints, est de nos jours encore très répandue. L'influence curative des aimants et des métaux est due principalement (sinon en entier) à une *action morale*, c'est-à-dire à une influence de l'imagination sur le physique. La foi religieuse possède aussi à son actif la guérison de nombreuses paralysies et autres affections nerveuses. Il suffit, en effet, d'émouvoir vivement le moral et de frapper l'imagination pour guérir la plupart des maladies *fonctionnelles* : on désigne ainsi toutes celles dans lesquelles il n'existe pas de lésion profonde des tissus, d'altération organique prononcée.

M. Lasserre a pu relater de nombreuses observations de cures merveilleuses obtenues de cette manière à Lourdes ; dans son interminable liste, nous remarquons surtout des contractures de la main, des paralysies incomplètes, des coxalgies hystériques et autres affections *nerveuses* des muscles et des articulations ; des amauroses de même nature, des paraplégies, etc., miraculeusement amendées par la sainte piscine. Eh bien !

l'hypnotisme est parfaitement capable de provoquer chez les malades un état psychique du même
ordre et de suggérer, pour ainsi dire, à l'organisme, artificiellement exalté, d'entrer ainsi, automatiquement, dans la voix bénie de la guérison. MM. de Puységur, Du Potet, le zouave Jacob,
etc., ont obtenu ainsi, dans leurs carrières de
sorciers, les plus retentissantes guérisons. A. Voisin a dernièrement appliqué, avec succès, le sommeil hypnotique au traitement de diverses maladies mentales : hystéro-épilepsie avec délire
amoureux ; démence mélancolique, folie hystérique, avec hallucinations, etc. Le docteur Bernheim, pour sa part, rapporte, dans son livre,
soixante et onze observations de maladies, gué-
ries ou améliorées par la suggestion hypnotique.
Ce sont : des affections organiques du système
nerveux, cerveau et moelle ; des affections hystériques ou névropathiques ; des crises somnambu-
liques, des paralysies et aphonies nerveuses, des
attaques d'épilepsie, des troubles nerveux de l'estomac, diverses douleurs des membres inférieurs,
des insomnies, tristesses, tremblements, la danse
de Saint-Guy, la crampe des écrivains ; l'incontinence nocturne d'urine ; diverses maladies de
l'estomac et des intestins ; les affections douloureuses les plus variées ; de nombreux cas de rhu-

matismes articulaires et musculaires... On voit combien est vaste le champ de la nouvelle doctrine médicale, qui se présente à nous sous les traits d'une thérapeutique fonctionnelle puissante, allant directement à son adresse, c'est-à-dire au système nerveux, celui qui tient, comme le disait si bien Alibert, les rênes de l'organisme animal tout entier.

Il importe, évidemment (pour que la suggestion puisse agir d'une manière favorable et vraiment curative), qu'il n'y ait aucun organe détruit, et que l'intégrité matérielle des centres nerveux existe. « La suggestion, dit M. Bernheim, *pas plus que les autres médications*, ne pourra rétablir une fonction dont l'organe indispensable n'existe plus ! » Elle est, en effet, une médication purement *dynamique* et fonctionnelle, dont le mode d'action intime réside, évidemment, dans l'influence psychique. On pourrait refaire aujourd'hui (et la tentative, assurément, serait piquante) le célèbre traité de Cabanis, sur les rapports du physique et du moral, en s'appuyant sur ces dernières données de la médecine contemporaine !..

Bien maniées, les pratiques de l'hypnotisme n'offrent pas de notables inconvénients. Mais il ne faut pas en abuser, toutefois, et il est nécessaire de les réserver, prudemment, au médecin

seul. Aussi, les gouvernements font-ils sagement
d'interdire les représentations publiques de cette
nature, qui furent souvent l'occasion de troubles
nerveux et intellectuels chez les spectateurs sensibles, et chez les sujets empiriquement hypno-
tisés.

Il faut laisser au médecin seul les pratiques de
la suggestion et de l'hypnotisme. Et encore, ce-
lui-ci devra-t-il en user avec modération. Sa
conscience lui dicte, en effet, de ne jamais endormir un sujet sans nécessité et sans son consentement formel : il ne saurait en être autrement pour
cette anesthésie psychique, que pour l'anesthésie
par le chloroforme, par exemple. Enfin, le médecin fera bien de ne jamais provoquer le sommeil
hypnotique qu'en présence d'un tiers autorisé.
Cette précaution ne manque pas d'une certaine
sagesse, si l'on songe aux injustes accusations
dont nous sommes les incessantes victimes !

Ce que nous demandons, en outre, c'est qu'on
imprime à l'hypnotisme une direction sérieuse et
scientifique ; qu'on réglemente ses pratiques,
qu'on les interdise à tout charlatan, diplômé ou
non, suspecté d'en faire abus. Et n'est-ce point
un abus au premier chef, que de conférer à l'hypnotisme un pouvoir curatif universel ? Pendant
que, crédule, vous vous y livrez, vous négligez

les méthodes normales et sérieuses de traitement, et la maladie accomplit son œuvre ! De plus, la question de *dose* est ici très importante : du médicament au poison, il y a parfois loin encore ; de la suggestion à la folie, il n'y a souvent qu'un pas...

Les exemples des dangers abondent à chaque page de l'histoire de l'occultisme. Le professeur Grasset a cité l'exemple d'un jeune homme devenu fou à la suite de nombreuses séances instituées sur lui, à Montpellier, par un sieur Verbeck. Le docteur Andrieu rapportait dernièrement à la Société de médecine d'Amiens le fait d'un jeune homme de seize ans atteint de crises épileptiques violentes, qui résultaient uniquement des pratiques hypnotiques d'un saltimbanque forain. Le docteur Pitres, de Bordeaux, a publié l'observation d'un employé des chemins de fer du Midi, qui servit de sujet à des expériences publiques de fascination et fut en proie, à partir de cette époque, à des crises irrésistibles de sommeil spontané, et commit des actes impulsifs répétés de folie et d'inconscience. Le tribunal de Carlsruhe a condamné, pour coups et blessures, un charlatan qui, à la suite de passes magnétiques effectuées sur un jeune homme de dix-neuf ans, avait déterminé, chez ce sujet, un état cataleptique qui se pro-

longea dix-huit heures. Les juges badois ont bien
fait de frapper, comme elle le mérite, cette industrie immorale qui attente si légèrement à la
liberté individuelle, tout en nuisant souverainement aux intérêts de la vraie science, que le public confond si volontiers avec la fausse.

Outre ces dangers cérébraux de l'hypnotisme,
il en existe d'autres encore. L'émotion vive déterminée par ces pratiques peut entraîner l'arrêt
paralytique du cœur et la mort subite, chez les
sujets prédisposés ou atteints d'une lésion du
système circulatoire. Nous ne dirons rien des
blessures, déterminées par les longues épingles
introduites par certains charlatans ignorants,
dans le but de démontrer l'anesthésie de leurs
sujets : ces épingles peuvent aisément atrophier
un muscle, déchirer un nerf, une artère, etc. En
bonne conscience, ces expériences devraient-elles
être permises à d'autres qu'à des médecins offrant
toutes garanties scientifiques et morales suffi-
santes, en dehors de cette ignoble pensée de lucre
et d'exploitation de la crédulité publique ?

A la suite d'évocations spirites, il n'est point
rare de voir certaines personnes, à cerveau faible,
soudain frappées d'aliénation mentale, de délire
ambitieux, de folie des persécutions... Nous
croyons savoir que nos asiles d'aliénés en offrent

plus d'un échantillon. Il est vrai qu'on peut soutenir que nous prenons ici la cause pour l'effet, et que ces sujets étaient fous déjà en grande partie, lorsqu'ils se livraient aux hallucinations du spiritisme. Il n'en est pas moins certain que l'action des émotions vives sur des sujets cérébraux, héréditaires, dont l'imagination s'exalte aisément, achève d'ébranler le système nerveux de ces impressionnables candidats à la folie, et consomme vivement la perte complète de leur santé mentale. Celui qui a assisté une fois à l'un de ces naufrages de la raison humaine ne saurait tolérer cette exploitation morbide, si facile, de la superstition. Ne l'oublions point, d'ailleurs : c'est à la contagion nerveuse ou par imitation que furent dues ces graves épidémies de sorcellerie et de possession qui désolèrent le moyen âge. Eh bien ! voulez-vous voir reparaître encore les extatiques et les démonomaniaques, les ursulines de Loudun et les miracles de Saint-Médard, et toutes ces vésanies religioso-sociales des temps passés ? Continuez seulement pendant quelque temps à bourrer le naïf public de toutes les débauches médico-imaginatives de l'occultisme !...

Revenons à une plus saine hygiène morale, si nous voulons enrayer, chez nous, les incessants progrès de la névropathie et des troubles psy-

chiques. Nous savons qu'il est, parmi les spirites
et les hypnotiseurs, quelques hallucinés sincères
et de bonne foi. S'ils développent toujours l'amour
du merveilleux (par la sympathie polie qu'ils s'ef-
forcent d'inspirer), ils servent, inconsciemment
(chose bien plus grave), de tremplin aux gens
malhonnêtes qui exploitent la bêtise humaine et
se font des rentes avec le nervosisme de leurs
contemporains. C'est ainsi qu'il existe, à Paris,
plus de cinq cents somnambules établies, dont
nulle ordonnance de police ne vient déranger l'industrie insalubre. On punit de l'amende et de la
prison la moindre supercherie du marchand de
vin *mouilleur de crus*, et l'on ferme les yeux sur
les dangers d'une profession susceptible d'entraîner les perversions physico-morales les plus
graves, parce qu'elle est exercée par des êtres
sans scrupules et sans conscience !

Nous voilà loin de l'hypnotisme et de ses applications à la médecine et à l'orthopédie morale,
qui sont plutôt à encourager quand elles ne s'éloignent point du terrain médical et scientifique.
Les médecins eux-mêmes ne sauraient qu'excep-
tionnellement être autorisés à pratiquer l'hypnotisme, dont les pratiques gagnent peu, d'ailleurs, à être généralisées. C'est pourquoi M. de
Freycinet vient, avec raison, d'en interdire la

pratique aux médecins militaires : « L'état d'hypnotisme, écrivait sagement au docteur Melotti le
professeur Charcot, se rapproche tellement de la
névrose hystérique que, dans certaines circon-
stances, *il peut devenir franchement contagieux...*
Si donc la médecine a pris possession de l'hypnotisme, elle doit le retenir dans les strictes limites
de son domaine, et ne jamais le livrer à des mains
profanes, capables d'en abuser au détriment de
la santé générale. » Une opinion analogue a été
émise par le très compétent auteur de l'*Uomo deliquente*, le professeur Lombroso. Comme le dit
aussi M. Ch. Richet, souvent les démonstrations
publiques ne prouvent rien, mais en revanche
elles compromettent tout. « Si nous ne pouvons
plus arrêter le courant, cherchons au moins à
l'endiguer, » ainsi que le propose sagement le
docteur Luys, — mais sans en donner l'exemple,
comme il le devrait...

Il est, enfin, un autre ordre de dangers, que
l'on peut appeler les dangers médico-judiciaires
de l'hypnotisme. Ces faits d'automatisme inconscient (démesurément grossis par le microscope
intéressé de l'avocat) sont extrêmement périlleux,
au point de vue social : ils empêchent la répres-
sion des crimes, parce qu'ils entraînent l'irréso-
lution chez les juges, poussés, malgré eux, dans

18

le précipice de la doctrine de l'irresponsabilité.
Continuez à acquitter encore des suggestionnés,
et vous verrez bientôt tous les criminels s'efforcer
de se soustraire, de par l'hypnotisme, au juste
châtiment d'une action répréhensible. La simulation a beau jeu, dans une question aussi obscure !
Et puis, n'est-il point possible de démontrer toujours, dans un crime quelconque, une suggestion
étrangère, et de désorganiser ainsi toute sanction
pénale ?... A la vérité, l'hypnotisme ne saurait suggérer que des actes très simples de la vie normale :
jamais l'on n'a vu encore de sujet authentique
ayant obéi à une suggestion un peu compliquée. C'est l'histoire de l'ivrognerie : « Quiconque accomplit, ivre, de mauvaises actions, rêve,
à jeun, de mauvais projets, » ainsi que le disait
Jean-Jacques. Le docteur Macario a bien rapporté
une observation de viol, lâchement accompli sur
une femme en état de somnambulisme ; mais c'était
un accès de somnambulisme *naturel*. L'hypnotisé
est loin d'être l'instrument passif qu'on se figure :
sa liberté morale ne sombre pas entièrement.

Il en est de même de la prétendue action médicamenteuse à distance, qui servit un instant à
alimenter tant de copie. Certains personnages
graves, et le professeur Brouardel entre autres,
avaient bien voulu s'émouvoir des faits signalés.

On voyait déjà paraître à l'horizon ces crimes silencieux que l'on ne peut atteindre faute de preuves, et l'on assistait à la réalisation du pro-
gramme, cher à l'imagination d'Eugène Suë et
de Ponson du Terrail : le fameux poison qui ne
laisse pas de traces. Hélas! rassurez-vous, médecins légistes prompts à vous émouvoir : l'action
médicamenteuse à distance n'était qu'une douce
mystification. La voilà niée par le professeur
Bernheim lui-même, le père de l'hypnotisme...
ou plutôt *l'un des pères ;* car s'il est un enfant de
trente-six pères, c'est bien l'hypnotisme, cette
dernière incarnation ou exhumation de l'occultisme des anciens.

CHAPITRE XXXVIII

Le spiritisme. — Nécessité de percer à jour, une bonne fois, comme on l'a fait pour l'hypnotisme, de prétendus mystères.

Les *spirites* sont ceux qui croient pouvoir communiquer avec les *esprits*, c'est-à-dire avec les âmes des morts, à l'aide d'intermédiaires charnels qu'on nomme *médiums*. On trouve des traces de cette doctrine dans la Bible, et la nécromancie doit être considérée comme une des bases de la doctrine kabalistique. Chacun connaît l'évocation de l'ombre de Samuel devant Saül par la pythonisse d'Endor. L'Inde semble être le mystérieux berceau de ces pratiques étranges, et la pratique de l'évocation des âmes des ancêtres forme à peu près le fond de la liturgie des brahmes. Les fakirs sont vraiment doués d'une force psychique particulière. Comment expliquer, sans cela, qu'ils soumettent les bêtes féroces, et qu'ils se livrent journellement aux jongleries les plus incompréhensibles? L. Jacolliot va jusqu'à dire qu'ils sont capables d'accélérer — en apparence, sinon en réalité — la végétation des plantes (1)!

En Europe, les médiums obtiennent des communications avec les esprits, soit au moyen de coups frappés par une table, soit au moyen de l'*écriture directe* (crayon écrivant seul sur une ardoise). William Crookes, qui admet ces phénomènes spirites (et même beaucoup d'autres encore), les attribue à un état particulier de la matière, qu'il a nommé *matière radiante*. Un comité de trente-trois savants, nommé à Londres pour s'occuper des « prétendus phénomènes spirites », sous la présidence de M. William Crookes, a été obligé de conclure à l'existence : de coups frappés en dehors de toute action musculaire et mécanique; de mouvements de corps pesants, sans connexion avec des personnes; de bruits qui, au moyen d'un code de signaux, répondent aux questions d'une façon *intelligente*; de ce fait, enfin, qu'il est des personnes favorables et d'autres contraires à la production des phénomènes, sans que cette différence tienne à l'opinion professée par ces personnes à propos du phénomène lui-même. Les

(1) Voir notre ouvrage sur le *Jeûne et les Jeûneurs.*

18.

recherches de Crookes (contrôlées par MM. A. de Morgan, président de la Société mathématique de Londres, et par l'ingénieur en chef C.-F. Varley) furent réalisées, en grande partie, à l'aide d'un célèbre médium, le nommé Home, mort dernièrement à Paris. Home, par exemple, jouait de l'accordéon en tenant l'instrument d'une main, par le bout opposé aux clefs. Crookes, après avoir pris les précautions les plus minutieuses, vérifia l'absolue exactitude du phénomène, qu'il attribue à la *force psychique* du sujet.

Le docteur Gibier rapporte dans ses ouvrages[1] des observations encore plus incroyables faites par W. Crookes. Ce sont celles qui ont trait aux apparitions de Katie King, et aux photographies par l'électricité de cet « esprit matérialisé ». Il cite enfin ses expériences personnelles, réalisées à l'aide du célèbre Slade. Slade, médium américain, avait déjà produit, chez l'astronome Zœllner (de Leipzig) les phénomènes suivants : mouvements de l'aiguille d'une boussole; couteau projeté en l'air sans contact; transport de M. Zœllner à distance, Slade étant assis, les jambes croisées; écran spontanément brisé; réaction acide donnée immédiatement à des substances

---

(1) *Le Spiritisme, fakirisme occidental* (Doin, éditeur).

neutres; nœuds produits dans des bandes de cuir scellées aux deux bouts, etc.

En présence et sous la surveillance du docteur Gibier, Slade produisit des phénomènes de percussion divers; la *lévitation* complète d'une table qui, par la simple apposition des mains, se soulevait, se retournait et allait toucher le plafond de ses quatre pieds; l'animation et la mise en marche d'un lourd bahut; l'apparence et le contact de mains étrangères au sujet; enfin, un grand nombre d'expériences d'écritures, obtenues spontanément, sous une table et sur des ardoises.

« Il est bon de comprendre clairement, disait le P. Malebranche, qu'il existe des choses absolument incompréhensibles. » Les surprenants phénomènes du spiritisme s'expliqueront peut-être un jour, si les hommes de bonne foi, imitant Crookes, Zœllner et Gibier, veulent s'atteler, sans arrière-pensée, à l'étude du psychisme expérimental. Quant à nous, nous désirons vivement qu'une Société sérieuse se forme pour voir ce qu'il y a de réel au fond de ces apparences physiologiques si mystérieuses. Ce serait, du reste, le seul moyen d'arracher définitivement l'occultisme aux charlatans qui l'exploitent : soumettons une bonne fois les spirites et le spiritisme aux *réactifs* de la saine raison et de l'expérimentation scientifique! Nous avons tout à y gagner.

Nos voisins les Anglais ne sont pas si dédaigneux : ils possèdent une *Société pour les recherches psychiques*, et cette Société compte, parmi ses membres les plus actifs, Gladstone, le *vieux grand homme*, et des savants comme Crookes et Alf. Russel, de la *Royal Society*.

TABLE DES MATIÈRES

Paris. — Typ. O. Chamerot, 19, rue des Saints-Pères. — 25946.

www.ingramcontent.com/pod-product-compliance
Lightning Source LLC
Chambersburg PA
CBHW060404200326
41518CB00009B/1249